JN051677

看護管理学習テキスト 第3版

井部俊子 監修

第1巻　　　増野園惠 編集

ヘルスケアシステム論

ヘルスケアサービス提供のための制度・政策

2024年版

日本看護協会出版会

第 3 版の発刊によせて

　認定看護管理者教育課程に対応した標準教本として 2003 年に刊行された「看護管理学習テキスト」は，第 2 版を重ねました。年度増刷時に法律や基準の改正等に伴う記述の更新，最新の情報・知見の加筆等を行い，多くの読者にご活用いただいてきました。

　このたび，日本看護協会の「認定看護管理者カリキュラム基準」の改正に伴って，教科目分類を参照枠として，全 8 巻＋別巻を全 5 巻＋別巻に再構成いたしました。

　第 1 巻「ヘルスケアシステム論——ヘルスケアサービス提供のための制度・政策」では，保健医療福祉の主要な法律，それを基盤に築かれるシステムを概観し，看護職の仕事を大きく規定する制度の中に看護実践を位置づけて論じ，政策決定過程や政策に影響を与える諸団体の活動について記述しました。

　第 2 巻「看護サービスの質管理」は，第 2 版の複数巻を整理・統合し，看護サービスの質管理を軸に再構成いたしました。看護サービスと管理の基本的な考え方をふまえ，質管理に資するものとして評価，医療安全，災害看護(新章)，記録，研究について解説しています。

　第 3 巻「人材管理論」では，優れた人材を育成・活用するためのマネジメントについて解説しています。准看護師・看護補助者の活用について新たに解説を加え，より充実を図りました。

　第 4 巻「組織管理論」は，経営学の諸理論やツールを用い，また法律の解釈等を通じ，看護管理者が所属組織を分析し，多面的にとらえる内容構成とし，看護組織の見直しと発展に貢献するものです。

　第 5 巻「経営資源管理論」では，医療福祉におけるヒト・モノ・カネ・情報の動きを追いながら，効果的・効率的なケアを保証する経営管理手法を解説し，診療報酬の解説，起業の事例なども盛り込んでいます。

　別巻「看護管理基本資料集」は，看護に関する基本文書と，看護管理に欠かせない法令・公的文書を満載したコンパクトなアーカイブであり，管理業務を法令面からサポートしています。

　第 3 版が，看護管理を学ぶ多くの皆さんに「論点」を提示し，活発な「討論」の起爆剤となることを願っています。

　2019 年 4 月

井部俊子

第 2 版の発刊によせて

2003 年 2 月から 2004 年 9 月にかけて刊行された「看護管理学習テキスト」（全 8 巻＋別巻）は，看護管理者が学ぶべき基本的領域と知識を網羅しており，日本看護協会認定看護管理者制度カリキュラム基準を参照枠として構成したものである。

また，本テキストは，学習者の主体的な学習を支援することに力点をおくものであり，いわゆる「教科書」的な組み立てとせず，学習テーマ別に「概要」「論点」「討論」を提示して，学習者の問題意識や創造性の開発を目指すものであった。

発行以来，日本看護協会認定看護管理者教育の教材として，また看護管理者の自己学習の参考書として，多くの読者を得た。このたび，出版 8 年目を迎え，2011（平成 23）年 4 月に全巻一斉改訂を行うこととした。

改訂の方針は，テキスト企画の基本的な考え方および巻構成（全 8 巻＋別巻）は変更せずに，第 1 版出版後の環境の変化や時代の特性を考慮して各巻の内容構成を見直し，新たな章や「論点」を設けたほか，「討論」の記述を充実させて，看護管理者が自ら考え行動していくことを強化した。

第 1 巻「看護管理概説」は，テキストシリーズの導入部であるが，看護管理領域をよりよく俯瞰できるよう，第 4 章以降を各巻で詳述する領域のエッセンスを紹介する構成に改めた。

第 2 巻「看護組織論」は，経営学の諸理論を用い，また法律の解釈等を通じて，看護管理者が所属組織を分析し，多面的にとらえることができる内容構成とした。さらに組織分析の事例を新しくし，国や地方自治体における看護の行政組織について加筆した。

第 3 巻「看護マネジメント論」では，看護におけるマネジメントの基本から，BSC などの手法を用いた実践までを解説した。さらに近年変化した医療安全の概念を整理し，医療安全管理の実際などを，事例を用いてよりわかりやすく提示した。

第 4 巻「看護における人的資源活用論」では，優れた人材を育成・活用するためのマネジメントについて解説する。キャリア開発や教育，法律，人事システム，賃金体系に加え，タイム・マネジメント，ストレス・マネジメントなどの新項目を追加した。

第 5 巻「看護情報管理論」では，日常的に扱う情報のとらえ方，倫理的な取り扱い方から，「看護必要度」や電子カルテにおける情報マネジメントへの活用，管理システムの構築・体制づくりまでがわかる内容構成とした。

第 6 巻「看護経営・経済論」では，医療福祉におけるヒト・モノ・カネの動きを追いながら，効果的・効率的なケアを保証する経営管理的手法を解説する。さらに診療報酬の解説，新しい起業の事例などを盛り込んだ。

　第7巻「看護制度・政策論」では，保健医療福祉の主要な法律，それを基盤に築かれるシステムを概観し，看護職の仕事を大きく規定する制度の中に看護実践を位置づけて論じる。政策決定過程に影響を与える諸団体の活動について新たに解説した。

　第8巻「看護管理学研究」では，日々の問題解決に，管理者が研究をどう活かし，取り組むことができるかを解説するが，看護管理，制度，政策の研究に必須の知識・視点を網羅し，看護管理に活かす視点からの論文レビューを新たに収載した。

　別巻「看護管理基本資料集」は，看護に関する基本文書と，看護管理に欠かせない法令・公的文書を満載したコンパクトなアーカイブであり，管理業務を法令面からサポートするものである。第2版では，文字を見やすくする[シートレンズ]を付けた。また，巻末の資料編で紹介した重要な文書や，関連機関へ簡単にアクセスできるようリンク集[カンリダス]を作成した。

　第2版を活用していただきフィードバックをお願いしたい。

　2011年2月

井部俊子　中西睦子

発刊によせて

　認定看護管理者教育課程に対応した標準教本として刊行された本テキストは，以下のような経緯で誕生したものである。

　1987年4月に公表された厚生省(当時)看護制度検討会報告書において，「看護管理者の育成」が重要とされ，「看護管理者として認定するシステムを確立すべきである」という提言がなされた。

　これを受けて日本看護協会は1989年に看護管理者教育検討委員会を設置して，看護管理者の職務と教育のあり方をまとめた。そして1992年，日本看護協会通常総会において，「看護管理者教育と資格認定制度案」が承認された。

　各都道府県看護協会では，それまで4週間程度で実施していた管理者研修を切り替え，認定看護管理者ファーストレベル教育として1993年から制度に基づいた事業を開始した。1994年には，日本看護協会がセカンドレベル教育を開始し，2003年現在20余りの教育機関を認定し，セカンドレベル教育を実施している。サードレベルの教育は，1998年に日本看護協会看護教育・研究センターで開始され，2001年には神戸研修センターでも開始された。

　1993年から1995年の間に，看護管理者教育の研修参加者の学習支援を主目的として，テキスト「看護管理シリーズ」全8巻が順次刊行された。

　その後，介護保険制度が始まり訪問看護ステーションなど看護管理者の働く場が拡大されたことや，大学院等で「管理」を専攻した修了生が活躍するなど状況の変化に対応するため，1998年日本看護協会通常総会で認定看護管理者教育課程の見直しが提案され，2001年に改定教育課程が提示された。

　2002年4月から実施されている新たな認定看護管理者制度では，教育課程の改正，教育機会の拡大，認定審査の申請資格の拡大とともに認定審査に筆記・面接試験が導入されることとなった。

　新たな認定看護管理者教育課程に対応した標準教本の企画は2001年8月に始まり，このたび「看護管理学習テキスト」として刊行されることとなった。本テキストは，いわゆる「教科書」ではない。学習者にテーマ別に「論点」を提示し，「討論」によって批判的吟味を行い，知識を深めていくことを目指している。

　看護管理者に求められる知識体系を概観できるようにするため，レベルごとの構成にはなっていない。当初の編集方針では，本テキストの内容の要所ごとにレベル表示をしようという考え方もあったが，結局それは行っていない。学習内容のレベルごとの区分は，学問的な知識体系から見れば，さほど本質的なものではないからである。

　それゆえ本テキストは，ファーストレベルを受講する方々にも遠慮なくサードレベルの内容に取り組んでいただこうという精神で編集されているともいえる。したがって本テキストは「看護管理」に関する自己学習プログラムを構築するための指針としていただきたく，これを拠点としてさらに看護管理者としての視野を拡大し，知識を深めていかれることを願っている。

　　2003年1月

井部俊子　中西睦子

序

　看護職はいつの時代も，看護を必要とする1人ひとりに寄り添い，その人が病いを克服し，健康を取り戻せるように，あるいはその人らしく最期を迎えることができるようにと，力を尽くしている。それは人間対人間のかかわりであり，日々の看護実践は対象となる個人に深く入り込んでいく。対象の理解は看護実践の基本であり，個別性のある看護を計画し，提供することが期待される。

　しかし，思い描く看護を実践することが難しい現実もある。病院では患者の在院日数は短くなり，重症度の高い患者，医療処置や集中的なケアを必要とする患者が増える一方，人員は必ずしも増えてはいかず，看護業務は多忙を極める。日々，目の前の業務を遂行することに精一杯で，ふと，これでよいのだろうかと自問自答する。自らの実践力の未熟さ，無力感にとらわれることも少なくない。だが，これらは個人の能力の問題では片づけられない。看護現場で生じることの多くは，看護職個々人の問題でも，看護単独の問題でもなく，看護サービスを含むヘルスケアサービス全体の問題であり，その基となる制度や政策と密接に関係している。2020年に始まったコロナ禍において，このことを改めて確認することとなった。

　この看護管理学習テキスト第1巻『ヘルスケアシステム論——ヘルスケアサービス提供のための制度・政策』では，保健・医療・福祉の主要な法律，それを基盤に築かれている種々のシステムを概観し，看護職の仕事を大きく規定している制度の中に看護実践を位置づけて論じる。いつの時代でも諸々のシステムの運用は，その時代の社会・経済的要因を背景として絶えず調整されている。その調整の手綱となる政策は，今まさに何が必要とされ，何が不要とされるかを教えてくれる。したがってこの巻では，看護実践を巡る諸問題と関連する政策が何を背景に生まれ，何を目指そうとするのか，その結果，看護実践や教育にどのような変化がもたらされるか，じっくり考えるための知識を提供する。さらには，看護政策の決定過程，制度・政策に影響を与えている諸団体の活動も紹介する。

　本巻を通して，ヘルスケアシステムの基本的な枠組み，基盤となる制度・政策，政策決定過程への理解を深め，看護実践の向上に制度・政策がどのようにかかわるのかや，看護実践者のリーダーである看護管理者が担うべき役割は何かを考えていただきたい。また，よりよいヘルスケアサービスの提供に向けて，看護職が制度・政策の決定に積極的にかかわることや，政策提案できる力を強化していく方略についても，活発な議論が起こることを期待している。

　2024年3月

　　　　　　　　　　　　　　　　　　　　　　　　　　　　　　　　　　増野園恵

目　次

第1章　社会保障の概念

第2章　保健医療福祉制度とヘルスケアシステム

第3章　医療施策と看護施策

第4章　看護制度と政策決定過程

第1章
社会保障の概念

概要：わが国の社会保障

【論点1】

　わが国の社会保障制度は，第2次世界大戦以前から一定の発展を遂げてきた。健康保険や厚生年金等主要な制度は，すでに戦前にその基本的な枠組みができあがっており，適用も拡大してきていた。いわゆる**国民皆保険**は，第2次大戦中にはそれに近いところまで達していたといわれている。しかし，その本格的な展開は，やはり，戦後の新憲法のもとにおける社会保障の理念の確立を待ってからであったといえる。

　戦後の社会保障の歴史の中では，特に，1961年における，いわゆる「国民皆保険・皆年金」体制の確立が重要である。これによって，**社会保険方式**による制度の拡充というわが国の社会保障政策の基本路線が敷かれたといえる。その後，この両制度をいわば車の両輪として，わが国の社会保障は発展してきた。

　2021年度における**社会保障給付費**は138兆円を超え，国民所得に対する比率も35.04％に至っている。部門別にみると，「年金」が40.2％，「医療」が34.2％，「福祉その他」が25.6％を占めている [1]。

【論点2】

　わが国の社会支出については諸外国と比べると，現時点での規模はまだそれほど大きなものではない。社会保障給付費の構成については，特に，「福祉その他」の部分のウエイトが低いことが1つの特徴であった。これに対して，**21世紀福祉ビジョン**(1994年)においては，「年金」「医療」「福祉その他」の比率を当時の5：4：1から，5：3：2に転換していくことが提案されていた。2000年度における介護保険制度の創設等によって，「福祉その他」の比率は高まりつつあり，「福祉ビジョン」が想定していた水準をすでに超えるに至っている。今後，年金の制度改革による給付水準の適正化と併せ，医療と介護の関係等

についてもさらに検討していく必要があろう。

　また，内閣総理大臣が主宰した**有識者会議の報告**(2000年)においては，社会保障に係る給付と負担について厚生省(当時)の将来推計を基にした政策選択肢の幅が示されている。そこでは，基本的に，現在のイギリスとドイツおよびフランスの間の給付と負担の水準の選択肢(選択肢①)を上限とし，現在の負担水準を固定した上で給付水準を切り下げる選択肢(選択肢②)を下限とする政策選択の幅が示されている。そして，「有識者会議」としては，選択肢①も選択肢②も問題が多く，現実的ではないとして，この両極の間に日本の「社会保障の進むべき途」を見出そうとしている。この提案内容自体についてはさまざまな意見があり得るが，こうした社会保障の給付と負担をセットで考えていくという基本的な姿勢は評価すべきものであると考えられる。

　さらに，社会保障国民会議の最終報告(2008年)においては，特に将来の医療・介護サービスの提供体制のあり方に関する選択肢(改革シナリオ)と費用をセットで示し，その財源については消費税増税を主要な財源とすることを提案している。2011年には，このシミュレーションに基づき，社会保障・税一体改革成案の一環として，「医療・介護に係る長期推計」も発表されている。

　これらにおける医療・介護費用のシミュレーションや財源のあり方に関してはさまざまな評価があり得るが，今後の医療・介護提供体制のあり方について明確な考え方が提示されており，医療関係者としてこれをどう考えるかが問われている。

【論点3】

　3つ目の論点では，**社会保障とそれを支えるさまざまな資源**について，社会保障の財源構成，医療費の財源構成，さらに社会保障関係予算の推移等について検討している。全体として，わ

が国の社会保障については,「社会保険方式」を主軸としている一方で, 国民健康保険や後期高齢者医療, 国民年金等についてかなり多額の公費負担が導入されていることに1つの特徴がある。これは, 基本的に「国民皆保険」「皆年金」体制によって, 国民生活の安定化という政策目標にできる限り対応しようとしてきたことの帰結である。そのことが, 一方で生活保護費のウエイトの低さをもたらしてきた主要な原因の1つであると考えられる。

また, **社会保障を支えるマンパワー**については, 医療, 福祉サービスを中心に多くの専門職の雇用に結びついている面がある。近年の政府の雇用創出プログラムにおいても, 社会保障分野は新規の雇用拡大の可能性のある分野として, 重要な位置づけになっている。しかしながら, 国際的にみると, わが国の医療サービスは相対的に**資本集約的**(労働節約的)に提供されているという特徴がある。こうしたサービスの提供方式をどう考えるかという問題は, 今後の重要な検討課題の1つである。

さらに, **社会保障の実施主体**としては, 中央政府とともに地方政府の役割が重要である。特に, 医療, 介護, 福祉といった実物的なサービス提供については, できる限りサービスの受け手である住民に身近な主体の積極的な関与が期待される。また, 実際のサービス供給主体としては, 公的な組織と併せ, 民間組織の役割分担についても十分考慮していく必要がある。

論点1：社会保障の概念

Ａ　わが国の社会保障制度の軌跡

（1）戦前の発展

わが国の社会保障制度は，第2次世界大戦以前から，健康保険制度，国民健康保険制度，厚生年金保険制度等が設立され，一定の発展を遂げてきた。1917年のロシア革命およびその影響を受けた労働運動の高まりや，1929年の世界恐慌，さらには戦時体制への移行といった要因がこうした発展の背景にあったといわれている。これらは，基本的には，ドイツなどの**社会保険方式**にならった制度設計に基づいて行われていた。

厚生省が社会政策を担当する専門の官庁として，内務省から分離独立したのは1938（昭和13）年のことである。その新設厚生省の第1号法案として国会に提出され，成立したのが，「国民健康保険法」である。国民健康保険は，農業恐慌等で疲弊した農村救済策の一環として，労働者のための健康保険制度を農民等にまで拡大し，農民等の医療費負担を軽減しようとするものであった。その後，適用の拡大は順調に進み，第2次世界大戦中の1942, 43年頃には，国民皆保険に近い状態にまで達していたといわれている。しかしながら，戦局の悪化，空襲の激化等の中で，こうした成果も急速に崩れていき，1945（昭和20）年の敗戦を迎えた時点では，わが国の社会保障制度はほとんど有名無実化していた。

（2）戦後の再建・再構築

戦後，新憲法のもとで，社会保障制度についても，その再建・再構築に向けた努力が始まった。

1950（昭和25）年には，**社会保障制度審議会**によって**社会保障制度に関する勧告**が出され，新憲法のもとにおける社会保障の新たな定義が行われ，今日に至っている。そこでは，「社会保障制度とは，疾病，負傷，分娩，廃疾，死亡，老齢，失業，多子その他困窮の原因に対し，保険的方法又は直接公の負担において経済保障の途を講じ，生活困窮に陥った者に対しては，国家扶助によって最低限度の生活を保障するとともに，公衆衛生及び社会福祉の向上を図り，もってすべての国民が文化的社会の成員たるに値する生活を営むことができるようにすることをいうのである」とされている。

　この定義は，**憲法 25 条**の規定(第 1 項：すべて国民は，健康で文化的な最低限度の生活を営む権利を有する。第 2 項：国は，すべての生活部面について，社会福祉，社会保障及び公衆衛生の向上及び増進に努めなければならない)に即したものとなっている。

　この定義のもと，さまざまな「困窮の原因」となるリスクの種類および程度に応じて，年金，医療保険，雇用保険，児童手当，各種の福祉サービス，さらには生活保護等のさまざまな種類の社会保障制度が構築されてきた。特に，1961 (昭和 36)年には，**国民皆保険・皆年金体制**が確立され，この両制度をいわば車の両輪として，社会保障の充実が図られてきた。いわゆる**社会保険方式**を主軸とした社会保障の展開である。このことは，2000 (平成 12)年の介護保険制度の導入にあたっても基本的に継承され，今日に至っている。

　皆保険・皆年金体制の達成後は，日本経済の高度成長期を通じて，さまざまな給付内容や給付水準の改善が図られてきた。特に，1973 (昭和 48)年は，いわゆる**福祉元年**と呼ばれるように，年金の給付水準の大幅な引き上げ，賃金・物価スライド制の導入，老人医療費無料化といった社会保障制度全般の大幅な改善が行われた。しかし，この年は同時にいわゆる「オイルショック」が勃発した年でもあり，これを契機に，日本経済は名実ともに高度成長期を終え，安定成長期に入った。

　その後，わが国の社会保障は，人口の急速な高齢化・少子化の進展，経済成長率の鈍化という環境のもとで，社会保障給付費が毎年着実に増大していった。そうした中で，さまざまな制度の効率化措置が図られるとともに，老人保健制度などに代表される制度間の財政状況のゆがみを調整する措置が導入されてきた。その結果，各制度はかなり複雑なしくみとなってきているが，皆保険・皆年金の原則は何とか維持しながら今日に至っている。

B　社会保障の規模と構成：社会保障給付費

　わが国の社会保障の実際の姿について具体的なイメージをもつために，**社会保障給付費**の規模および構成について見ていくこととする。

　社会保障給付費は，ILO *(国際労働機関)の基準に基づき，社会保障の各制度から国民に提供される各種の給付の額について，毎年度の決算をもとに推計した費用額である。

　社会保障給付費は，「医療」「年金」および「福祉その他」の 3 つに大きく分類されている。このうち，「医療」には，医療保険，後期高齢者医療の医療給付，

＊　International Labour Organization

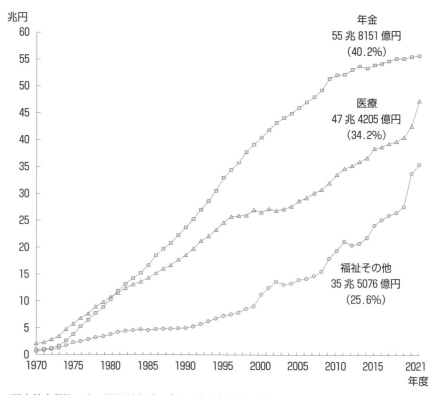

（国立社会保障・人口問題研究所：令和 3 年度社会保障費用統計, 2023 年 8 月, p.5.）

●図 1-1　社会保障給付費の部門別推移

生活保護の医療扶助，労災保険の医療給付，結核・精神その他の公費負担医療，保健所等が行う公衆衛生サービスにかかる費用等が含まれている。

　社会保障給付費の国民所得に対する比率は，2000（平成 12）年度に初めて20％を超えた。2021 年（令和 3）年度の社会保障給付費は 138 兆 7433 億円，国民所得に対する比率は 35.04％となっている。そのうち，「医療」は 47 兆 4205億円で全体の 34.2％，「年金」が 55 兆 8151 億円で 40.2％，「福祉その他」が 35兆 5076 億円で 25.6％を占めている。

　社会保障給付費の部門別推移を図 1-1[1] に示した。これをみると，「医療」が最大の項目である時期がしばらく続いたが，1981（昭和 56）年度に「年金」との関係が逆転して以降は，「年金」がずっと第 1 位を占めていることがわかる。また，人口の急速な高齢化と，加入期間の長期化等による年金制度の「成熟化」の結果，「年金」と「医療」との差は拡大傾向にあった*。なお，2000 年度は，介護保険制度の創設に伴い，従来，「医療」の中でカバーされていた介護関係経費が「福祉その他」へ移行したため，見かけ上，「医療」は前年度に比べ減少（△ 3891 億円，△ 1.5％）していることに注意する必要がある。2000 年

*　ただし，近年はマクロ経済スライドの導入による年金保険料の上限設定や物価の安定等により，年金給付費の伸びは小さくなっている。これに対して近年，医療給付費の伸びは相対的に高く，特に 2021 年度は新型コロナウイルスワクチン接種関連費用等の増加により，大幅な伸びを示している。

●「国民医療費」と社会保障給付費の「医療」

わが国の医療費に関する議論においては，社会保障給付費の「医療」よりも，むしろ，国民医療費のほうがよく使われる概念である。国民医療費は，1年間に医療機関等で行われた傷病の治療に要する費用を中心にその総額を推計したものである。

国民医療費は2021（令和3）年度で45兆359億円，国内総生産に対する割合は8.18%であった。国民医療費は，社会保障給付費における「医療」に比べ，通常大きな額となっているが，これは，主として社会保障給付費には含まれていない患者の窓口一部負担等（2021年度で，約5兆4270億円）が含まれているためである[2]。

●医療費の国際的動向

医療費の国際比較については，制度の相違，給付範囲の相違等さまざまな問題があり，単純な比較は困難である。そうした中では，OECD*（経済協力開発機構）の Health Statistics が先進各国の医療費の比較にあたってよく使われている統計である。OECD によれば，主要国の2021年の経常医療費の対 GDP**（国内総生産）比率は，次のようになっている[3]。

日本	11.3 %
カナダ	12.3
フランス	12.3
ドイツ	12.9
イタリア	9.4
イギリス	12.4
アメリカ	17.4

〔OECD：OECD Health Statistics 2023.〕

わが国の医療費は，これまでは先進各国の中では比較的低い水準にコントロールされてきた。しかしながら，高齢化による高齢者医療費の増大や医療技術の進歩により，90年代以降わが国の医療費は各国に比べ高い伸び率を示すとともに，経済の不振により分母の GDP が伸び悩んだ結果，日本の医療費の対 GDP 比率は近年，国際的にも相当の水準となってきている。

* Organisation for Economic Co-operation and Development
** Gross Domestic Product

度の介護対策の給付費は，「福祉その他」に計上されており，総額3兆2635億円（社会保障給付費総額の4.2%），2021年度は11兆2117億円（8.1%）となっている。

● WHO の活動とヘルスケア政策

WHO（World Health Organization；世界保健機関）は，世界の保健医療問題を担当する国際連合の専門機関であり，1948年に設立された。本部はスイスのジュネーブにおかれており，6つの地域事務局を有している（日本は，西太平洋地域に所属しており，地域事務局はフィリピンのマニラにおかれている）。2023年10月現在の加盟国・地域は194となっている。WHOは毎年最高意思決定機関である世界保健総会を開催し，世界保健報告（World Health Report）が発表されている。WHOの主たる機能としては，①人々の健康に重大な影響を及ぼす諸問題に関してリーダーシップを発揮し，共同行動が必要な場合には協力関係を提供すること，②調査研究の優先順位を設定し，貴重な知見の創成，翻訳，普及を促進すること，③種々の規範や基準を設定し，その実施の促進および監視を行うこと，④倫理的かつエビデンスに基づく政策を推奨すること，⑤技術的支援を提供し，変化の触媒となり，持続可能な組織的能力を構築すること，⑥保健医療の状況を監視し，そのトレンドを評価すること，であるとされている。主要な活動としては，母子保健をはじめとする家族およびコミュニティの保健医療問題，伝染病等緊急な健康問題，食品衛生や環境衛生問題，エイズや結核，マラリア等に対する対策，慢性疾患や健康増進問題，精神保健や薬物中毒・たばこ問題，医療技術や医療財政問題等があり，保健医療や健康にかかわる広範な分野にわたっている。

最近の新型コロナウイルス感染症（WHOによってCOVID-19と命名された）の世界的な感染拡大に対するWHOの対応については種々の意見があるところであるが，世界の保健医療問題を担当する国連の専門機関として，いっそうの活動が期待される。こうした幅広い活動を世界150カ国以上の国々出身の8000人以上の専門スタッフが支えている。

わが国はこうしたWHOの活動に対して，財政面，人材面の協力を行っているほか，わが国が実施する技術協力等の現場において，WHOとの協調・連携を図っている。財政面では，WHOの活動を支える分担金をアメリカ（22％），中国（15.3％）に次ぐ第3位の分担率（8.0335％，3844万ドル）で負担している。このほか，特定のプログラムに対する任意拠出金を407万ドル拠出している（2023年度）。また，人材面では，第4代事務局長を中嶋宏博士（1988年〜1998年の2期）が務めるとともに，西太平洋地域事務局長を尾身茂博士が1999年から2008年まで，葛西健博士が2019年から2023年まで務めるなど人的な貢献を行っている。さらに，1996年3月に，兵庫県，神戸市，地元経済界等の支援を受けて，神戸市にWHO健康開発総合研究センター（WHO神戸センター）が設置され，健康開発に関する学際的研究機関として研究活動を展開している。WHO神戸センター所長は現在7代目であるが，そのうち2人は日本人が務めている。2010年9月の国連総会において菅直人首相（当時）は，途上国支援として5年間で保健分野に50億ドルを投ずることを約束したが，WHOへの支援および協力，連携関係がその主要な役割を担っていくこととなろう（WHOのWebサイト，厚生労働白書等に基づく）。

● SDH（Social Determinants of Health：健康の社会的決定要因）の視点

WHO健康の社会的決定要因に関する委員会は，2008年に最終報告書「Closing the gap in a generation：Health equity through action on the social determinants of health（一世代のうちに格差をなくそう：健康の社会的決定要因に対する取り組みを通じた健康の公平性）」*を発表した。同報告書が示すSDHの視点は，国連SDGs（p.9）のターゲットの1つ「UHC（ユニバーサル・ヘルス・カバレッジ）**の達成」の背景を理解するうえでも重要である。

* 最終報告書の要旨 https://extranet.who.int/kobe_centre/ja/news/SDH_20130819

** すべての人が適切な予防，治療，リハビリ等の保健医療サービスを，支払い可能な費用で受けられる状態 https://www.mhlw.go.jp/stf/seisakunitsuite/bunya/0000202658.html

●国際機関等との連携

　ここでは，社会保障分野における WHO 以外の国際機関等との連携について，ILO，OECD，G7 との関係を取り上げる。まず，ILO（国際労働機関）は，労働条件の改善，完全雇用，労使協調，社会保障等の推進を目的とする国際連合の専門機関であり，1919 年設立という長い歴史を有している。ILO は，国際機関としては唯一の政，労，使の三者構成機関であり，本部はスイスのジュネーブにおかれている。日本は ILO 理事会の常任理事国となっている。ILO は条約および勧告という形で国際的な労働基準の設定を行っており，わが国は 2022 年までに 50 の ILO 条約を批准している。近年 ILO は「ディーセント・ワーク（働きがいのある人間らしい仕事）」の実現を目標に掲げ活動を行っている。ディーセント・ワークの実現は，4 つの戦略目標（①雇用の創出，②仕事における権利の保障，③社会的保護の拡充，④社会対話の促進）の実行を通じて達成される。わが国では，ディーセント・ワークは，人々が働きながら生活している間に抱く願望の集大成としての概念であり，厚生労働行政の目指すべき仕事および働き方の総体を示すものであると整理し，労使と協力して，その概念の普及と実現に努めている。

　次に，OECD（経済協力開発機構）は，先進諸国が共通する経済・社会問題について意見交換等を行い，経済成長に貢献することを目的とした国際機関である。本部はフランスのパリにおかれている。2023 年現在，加盟国は先進諸国を中心に 38 カ国であり，日本は 1964 年に加盟した。厚生労働省の関係では，保健医療，社会保障および雇用労働問題等の会合に積極的に参加している。保健医療分野では，OECD Health Statistics が毎年編纂されており，保健医療分野における国際比較統計データとして広く利用されている。また，各種の出版物やワーキングペーパー等が数多く公表されており，2019 年には，日本の公衆衛生政策に関する OECD Reviews of Public Health: Japan が出版されている。看護の分野では，Nurses in Advanced Roles という日本を含む先進諸国における看護師の役割の高度化・専門化の動向をまとめたワーキングペーパー（OECD Health Working Papers No.54, 2010 年 7 月）が公表されている。

　G7 サミットとは，日本，アメリカ，イギリス，フランス，ドイツ，イタリア，カナダ，7 カ国の首脳および EU の委員長が参加して毎年開催される主要国首脳会議のことである。2023 年 5 月に開催された G7 広島サミットでは，「感染症危機対応医薬品等（MCM）への公平なアクセスのための G7 広島ビジョン」が打ち出された。さらに，広島サミットおよび長崎での保健大臣会合を通じ，以下の事項について G7 としての合意が得られた。

　①公衆衛生危機対応のためのグローバルヘルス・アーキテクチャー（国際保健の枠組み）の構築・強化
　②より強靭，より公平，より持続可能な UHC 達成への貢献
　③さまざまな健康課題に対応するためのヘルス・イノベーションの促進

（各国際機関等の Web サイト，厚生労働白書，外務省文書に基づく）

●国連 SDGs（持続可能な開発目標）と看護

　SDGs（Sustainable Development Goals：持続可能な開発目標）は，2015 年の国連総会において国連加盟国が 2030 年までに達成するべき目標として採択された。SDGs には貧困や飢餓の撲滅から教育，地球環境問題等，幅広い分野を網羅した 17 の目標があり，「目標 3」の中心となるのは「健康」である。

　国際看護師協会(ICN)では毎年「国際看護師の日」に看護の方向性を示すテーマを掲げているが，SDGs 達成に果たす看護師の貢献についての認識を高めるため，2017 年のテーマを「看護師：主導する声：持続可能な開発目標(SDGs)の達成」としている。

　なお，ICN はテーマに関する啓発文書も発行しており，その和訳(抜粋)は日本看護協会の Web サイト*から見ることができる。

＊ https://www.nurse.or.jp/nursing/international/icn/katsudo/pdf/2017.pdf

論点2：21世紀福祉ビジョン等を巡って

A 国際比較

わが国の社会保障の規模および構成の特徴を，社会支出の国際比較を行うことによって見てみよう。図1-2[4]は，社会支出の国際比較である。これを見ると，日本の社会支出の経済に対するウエイトは，ヨーロッパ諸国に比べ，相対的にはそれほど高くないということがわかる。従来，わが国の社会支出の水準の低さは，高齢化がまだそれほど進んでいないことによるといわれてきたが，表1-1[5]に示したように，すでに高齢化の程度は，各国の中でもトップクラスとなっている現在，高齢化以外の要因による説明が必要となっている。

次に，社会支出の構成を見てみよう。表1-2[6]は，政策分野別に見た社会支出の対国内総生産比の国際比較である。これを見ると，日本は，スウェーデ

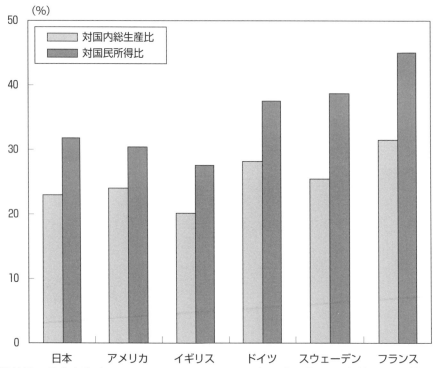

注：諸外国の社会支出は，OECD Social Expenditure Database（2023年5月11日時点），国民所得は，OECD National Accounts（2023年5月11日時点）に基づき，国立社会保障・人口問題研究所が作成。国民総生産は，日本は内閣府「国民経済計算」，諸外国は OECD Social Expenditure Reference Series（2023年5月11日時点）による。

（国立社会保障・人口問題研究所：令和3年度社会保障費用統計，2023年8月，第25表・第26表より作成）

●図1-2　社会支出の国際比較（2019年度）

●表1-1　主要国の65歳以上人口の割合（2020年）

日本	28.6％
カナダ	18.0
アメリカ	16.2
フランス	21.0
ドイツ	22.0
スウェーデン	20.0
イギリス	18.7

（国立社会保障・人口問題研究所：人口統計資料集2023年版より作成）

●表1-2　政策分野別社会支出の対国内総生産比の国際比較（％）（2019年度）

	高齢	遺族	障害, 業務災害, 傷病	保健	家族	積極的労働市場政策	失業	住宅	他の政策分野	合計
日本	8.69	1.16	1.12	9.53	1.74	0.15	0.16	0.11	0.31	22.97
アメリカ	6.51	0.60	1.11	14.07	0.62	0.10	0.15	0.23	0.62	24.02
イギリス	6.24	0.05	1.33	7.93	2.41	0.15	0.08	1.12	0.82	20.13
ドイツ	8.68	1.73	4.05	9.16	2.49	0.59	0.79	0.50	0.19	28.18
フランス	12.35	1.52	1.70	9.27	2.71	0.72	1.49	0.69	1.03	31.49
スウェーデン	9.09	0.23	3.77	6.56	3.42	1.02	0.33	0.38	0.68	25.47

（国立社会保障・人口問題研究所：令和3年度社会保障費用統計，2023年8月，第7表より作成）

ンなどと比べると，障害・業務災害・傷病，家族，積極的労働市場政策といった分野で特に国内総生産に対する比率が低いことがわかる。

B　21世紀福祉ビジョン

　わが国の社会保障については，論点1でも示したように，年金と医療保険という「社会保険」の両輪を中心に発展してきた。そのあり方については，種々の議論があり得るが，中でも，「年金」「医療」「福祉その他」という3分野についてのバランスをどう考えるかということは1つの重要な論点である。

　1994（平成6）年3月に，厚生省（当時）の「高齢社会福祉ビジョン懇談会」から21世紀福祉ビジョンが発表された。この報告（以下，福祉ビジョン）においては，社会保障のあり方を巡るさまざまな重要な論点が取り上げられているが，本章との関連では，特に，社会保障給付費の部門間バランスを問題にした点が注目される。

　当時，社会保障給付費の3部門のバランスは，おおむね「年金」5，「医療」4，「福祉その他」1という関係にあった（1993年度の社会保障給付費について

見てみると,「年金」51.1%,「医療」38.4%,「福祉その他」10.5%となっている)。福祉ビジョンにおいては,こうした年金および医療が社会保障給付費の9割を占め,福祉その他が1割にすぎない状況を問題点として取り上げた。すなわち,21世紀の**超少子・高齢社会**に向けて,高齢者介護や子育て,さらには雇用等に対応した施策の充実強化が必要であるという立場である。特に介護については,当時議論になっていた**介護保険制度**の創設を含め,費用負担のあり方についての基本的な検討が必要であるとしていた。その結果,中長期的には,社会保障給付費が全体として増大していく中で,年金制度および医療保険制度の改革によって,できる限りその安定化,効率化を図るとともに,「福祉その他」の水準の大幅な引き上げを図ることによって,3部門間のバランスをおおむね5：3：2程度とすることを目指すことが謳われていた。

　こうした部門間バランスについては,あくまでも個々の施策の積み重ねの結果であって,それ自体が目標であるわけではないという見方もある。しかしながら,医療におけるいわゆる「社会的入院」の問題や,国際的にみても際立って長い平均在院日数の問題,さらには年金が必ずしも十分に活用されず,「貯蓄」や「遺産」となってしまっている事例などを勘案すると,やはり,「福祉その他」の部門の充実が必要であると思われる。そういった観点からすると,福祉ビジョンが示した3部門間のバランスを「福祉その他」を拡充する方向で見直すという考え方には意義があるものと思われる。

　その後の実際の推移は,図1-1に示したとおりである。社会保障給付費は着実に増大し,国民所得に対する比率も30%以上にまでなっている。そうした中で,2000(平成12)年度には介護保険制度が創設され,2021(令和3)年度の「年金」「医療」「福祉その他」のバランスは,40,34,26となっている。福祉ビジョン発表当時に比べれば,「年金」および「医療」のウエイトが縮小し,「福祉その他」のウエイトが大幅に増大していることがわかる。今後は,医療と介護の関係のさらなる整理等が必要であろう。

　福祉ビジョンにおいては,社会保障の負担については,受益と負担の関係が最も明確である社会保険料負担中心のこれまでの基本的枠組みは今後とも維持すべきとしている。そのうえで,間接税の増収措置が講じられる場合には,その一定程度を社会保障の経費に充当するという考え方も検討に値するとしており,公費財源の確保についても配慮していることが注目される。

C 社会保障の将来像の選択

　その後，内閣総理大臣が主宰する「社会保障構造の在り方について考える有識者会議」(以下，**有識者会議**という)が開催され，2000 (平成 12)年 10 月に「21世紀に向けての社会保障」[7] と題する報告書が取りまとめられた。

　その中では，「21 世紀の社会保障に向けての国民の選択のために」として，将来に向かって取り得る選択肢は，①負担を増大させても，現行のままの給付を確保していく，②負担を増大させずに，給付を見直していく，という 2 つの極の幅のいずれかにあるとしている。そのうえで，①の選択が意味することは，社会保障に係る給付が国民所得比で，2025 年に現在の約 1.5 倍にまで増加し，それを担う負担も現在のドイツ，フランスとイギリスの間の水準に上昇するということであると説明している(**図 1-3** [7] を参照)。

　また，②の選択が意味することは，年金の水準でいうと，厚生年金の保険料を報告書当時の水準(17.35％)にとどめるという前提で試算すると，2000 (平成12)年改正により縮減した給付総額をさらに 1/4 程度削減することが必要になるとしている。また，報告書当時の国民年金の保険料額(月額 1 万 3300 円)の改定を実質価格の推移にとどめた場合には，基礎年金の水準は現在の 6 割程度になると試算している。一方，医療については，厚生省推計では，2000 年度の医療費 29 兆円が 2025 年度には 81 兆円となる(年率 4.4％の伸び率を前提)と推計されている。仮に，医療給付費の伸びを国民所得の伸びの見込み(年率

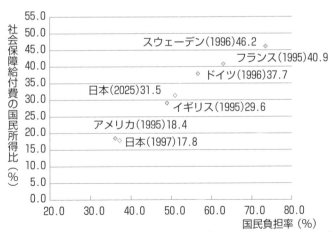

注 1 : 日本・アメリカ・ドイツ・スウェーデンは ILO "The Cost of Social Security" による。
注 2 : イギリス，フランスは OECD "Social Expenditure Database" による。
注 3 : 日本の 2025 年の推計は厚生省推計による。
(社会保障構造の在り方について考える有識者会議 : 21 世紀に向けての社会保障, 2000 年 10 月.)

●図 1-3　社会保障給付費の国民所得比と国民負担率の国際比較

2.2％）に抑えるとすると，2025 年度には医療給付費を 42 兆円に抑える必要がある。つまり，これまでの伸びのトレンドが続いた場合の医療費の見込み 81 兆円と，この 42 兆円の差額おおよそ 40 兆円については，患者が負担するか，あるいは医療費の伸びの減少といった形で吸収される必要があるのである。

　これらの選択肢について，有識者会議の報告は，次のように評価している。まず，選択肢①の場合には，2025 年にかけてこのように増大する負担について将来の負担の中核を担う若い世代の理解を得ることができるのかという基本的な問題点があることが指摘されている。また，社会保障と経済の関係についてミクロ，マクロのレベルで経済社会の活力を損なうおそれがあることについての懸念が表明されている。次に，選択肢②の場合には，このような年金や医療についての給付の抑制が行われてもなお，社会保障が，国民生活の**安全装置（セーフティネット）**としての重要な機能を果たし続けられるのか，問題が生じる，としている。こうした評価をふまえ，報告は，国民生活に不可欠な社会保障を 21 世紀に向けて持続的に機能させていくため，①，②の幅の中に「進むべき途」を見出し，着実に歩んでいくことを提案している。

　有識者会議の報告は，社会保障の給付と負担を一体のものとしてとらえ，現実的な政策選択肢の幅を示した点に大きな意義がある。負担の裏づけのない給付論は無責任な人気取り的な議論に陥ってしまう。将来の負担を担う世代に支持されないような制度を設計しても，それは絵に描いた餅にすぎない。そうした意味では，有識者会議の報告の姿勢は高く評価できるものであると考えられる。ただし，その内容については，選択の幅がことさらに狭められているという印象がぬぐえない。現在のドイツ，フランスとイギリスの間の水準（選択肢①）が上限というのは，いかなる論理によるものであるのか報告書は必ずしも明らかにはしていない。スウェーデンのような高福祉高負担の北欧型福祉国家はしばらくおくとしても，日本とよく似た社会保険方式を採用しているドイツやフランスの水準が選択肢として考察の対象とならないというのは，いささか不自然であると思われる。

Ｄ　医療・介護の将来像（社会保障国民会議最終報告等）

　社会保障国民会議は，社会保障のあるべき姿について，国民にわかりやすく議論を行うことを目的として開催が決まり，2008（平成 20）年 11 月に最終報告が公表された。同最終報告においては，社会保障改革の基本的視点として，今日の社会保障制度は，少子化対策への取り組みの遅れ，高齢化のいっそうの進

行，医療・介護サービス提供体制の劣化，セーフティネット機能の低下，制度への信頼の低下等のさまざまな課題に直面しており，「制度の持続可能性」を確保していくことは引き続き重要な課題であるが，同時に，今後は，社会経済構造の変化に対応し，「必要なサービスを保障し，国民の安心と安全を確保するための『社会保障の機能強化』」に重点をおいた改革を進めていくことが必要である，としている。こうした社会保障の制度設計に際しての基本的な考え方として，①自立と共生・社会的公正の実現，②持続可能性の確保・国民の多様な生き方の尊重，③効率性・透明性，④公私の役割分担・地域社会の協働，⑤社会経済の進歩・技術革新の成果の国民への還元，⑥給付と負担の透明化を通じた制度に対する信頼，国民の合意・納得の形成，⑦当事者として国民全体が社会保障を支えるという視点の明確化，の７点を挙げている。

　そのうち，特に，医療・介護サービスについては，サービス提供体制について一定の改革を行うことを前提に費用等についての将来推計（シミュレーション）が行われている。これは，「医療・介護サービスのあるべき姿」を初めて具体的に示して行った費用推計という意味では注目されるものである。このシミュレーションの背景にある哲学としては，医療の機能分化を進めるとともに急性期医療を中心に人的・物的資源を集中投入し，できるだけ入院期間を減らして早期の家庭復帰・社会復帰を実現し，同時に在宅医療・在宅介護を大幅に充実させ，地域での包括的なケアシステムを構築することにより利用者・患者のQOL（生活の質）の向上を目指す，とされている。医療・介護の将来費用推計は，そのような前提に立ち，１つひとつのサービスの改革を積み上げて算定しているものであり，この哲学に基づいたサービス提供体制の姿が実現されれば，現在の医療・介護とは格段に異なる質の高いサービスが効率的に提供されることになるという。

　表1-3[8）]は，現状のまま推移した場合（現状投影シナリオ＝Aシナリオ：ここでは示されていない）に比べ，こうした医療・介護サービス提供体制の改革を進めた場合の将来像（ここでは 2025 年時点）をB1からB3まで３つのケースについて簡略化して示したものである。いずれの改革シナリオも，程度の違いこそあれ，現状投影シナリオに比べ，医療の機能分化や「選択と集中」が進み，在院日数の短縮，病床数の減少等が実現した姿となっている。ここで留意すべきなのは，こうした改革シナリオのほうが（人的資源の投入増大等を通じて）全体としての医療・介護費用は増大する，というシミュレーションになっているという点である。すなわち，従来のいわゆる「医療費適正化」路線とは明らかに方向性が異なっている。そして，社会保障国民会議は，こうした費用増大を

●表1-3　医療・介護サービス提供体制の改革

(参考)各改革シナリオにおける主な充実要素，効率化・重点化要素			
	2025年		
	B1 シナリオ	B2 シナリオ	B3 シナリオ
充実 急性期医療の改革 （医療資源の集中投入等）	・急性期医療の職員58%増，単価約1.5倍	・急性期医療の職員100%増，単価約1.8倍 （増加率や倍率は，現状及びAシナリオの一般病床対比でみた場合）	・高度急性 116%増／約2.1倍 ・一般急性 80%増／約1.6倍
在宅医療・在宅介護の推進等 （施設から在宅・地域へ）	・居住系・在宅介護利用者 約37万人／日増加	・居住系・在宅介護利用者 約43万人／日増加 （増加数は，Aシナリオの居住系・在宅介護利用者数に対する数）	（同　左）
認知症への対応	・グループホーム，小規模多機能施設の充実約95万人／日 （Aシナリオでは25＋数万人／日）	（同　左）	（同　左）
医療・介護従事者数の増加	・全体で2007年の1.6～1.7倍程度	・1.7～1.8倍程度 （Aシナリオでは，2007年に対して1.4～1.5倍程度）	（同　左）
その他各サービスにおける充実，サービス間の連携強化など	・介護施設におけるユニットケアの普及，在宅介護サービス利用量の増大，訪問診療の拡充等各種サービスの充実 ・各医療機関や介護サービス等の機能分化・強化，在宅医療・在宅介護の推進等のため，各サービス間の連携強化　など		
効率化・重点化 急性期医療の改革 （平均在院日数の短縮等） ※早期の退院・在宅復帰に伴う患者のQOLも向上	・急性期：平均在院日数12日／病床数80万床 ・亜急性期・回復期等：75日／52万床 （Aシナリオの一般病床では，平均在院日数20.3日［急性15.5日（高度急性20.1日，一般急性13.4日），亜急性期等75日］，病床数133万床）	・急性期：平均在院日数10日／病床数67万床 ・亜急性期・回復期等：60日／44万床	・高度急性： 16日／26万床 ・一般急性： 9日／49万床 ・亜急性期・回復期等：60日／40万床
在宅医療・在宅介護の推進等 （施設から在宅・地域へ）	・入院・介護施設入所者 約38万人／日減少	・入院・介護施設入所者 約50万人／日減少 （減少数は，Aシナリオの入院・介護施設利用者数に対する数）	・入院・介護施設入所者 約49万人／日減少
予防（生活習慣病・介護）	・生活習慣病予防により外来患者数約32万人／日減少 （対Aシナリオ）	（同　左）	（同　左）
医薬品・医療機器に関する効率化等	・伸び率として，2012年まで△0.3%，その後△0.1%程度 （伸び率ケース①の場合）	（同　左）	（同　左）
医師・看護師等の役割分担の見直し	・病院医師の業務量△10%	・病院医師の業務量△20%	（同　左）

（社会保障国民会議：最終報告　関連資料4-3「医療・介護費用のシミュレーション結果」「社会保障国民会議における検討に資するために行う医療・介護費用のシミュレーション（本体資料）」，2008年11月.）

　　　　　　まかなうため，明確に消費税増税をその主要な財源として提案している。こうした改革シナリオのうちどれを選択するのか，あるいは別のシナリオを想定するのか，さらにその場合の費用負担や財源をどう考えるのか，国民に対して達成可能な複数の政策選択肢を示したうえで，最終的な選択を求めているといえる。これらのシナリオの細部についての異論は当然あり得るし，中長期的な医療・介護スタッフの確保や財源問題等さらに詰めるべき点も多いが，医療提供側の人々にとっても，こうした議論を避けて通ることはできないという点は強

調しておきたい。

　その後，2009 年 9 月に歴史的な政権交代があったが，民主党を中心とする政権のもとで社会保障や医療・介護の将来像については，ようやく 2011 年 6 月に「社会保障・税一体改革成案」が取りまとめられた。その中では社会保障改革の基本的な考え方として「中規模・高機能な社会保障」の実現を目指すとして，制度全般にわたる改革を行うこととされている。改革の優先順位としては，①子ども・子育て支援，若者雇用対策，②医療・介護等のサービス改革，③年金改革，④制度横断的課題としての「貧困・格差対策（重層的セーフティネット）」「低所得者対策」についてまず優先的に取り組む，とされている。このうち医療・介護については社会保障国民会議のシミュレーションをふまえた「医療・介護に係る長期推計」が公表されている（**表 1-4**）[9]。これらの改革を実現するための財源については，国民が広く受益する社会保障の費用をあらゆる世代が広く公平に分かち合う観点などから，社会保障給付に要する公費負担の費用は消費税収を主要な財源として確保する，としている。当面，2010 年代半ばまでに段階的に消費税率を 10％まで引き上げ，当面の社会保障改革にかかる安定財源を確保することとされている（その後，**社会保障と税の一体改革関連法**が 2012 年 8 月に成立し，現行 5％の消費税率は，2014 年 4 月に 8％，2015 年 10 月に 10％へと 2 段階で引き上げることとされた*）。

＊　その後，8％への引き上げは予定通り 2014 年 4 月に実施されたが，10％への引き上げについては，2014 年末に実施された総選挙を前に 1 年半延期され，2017 年 4 月実施を予定していたが，さらに 2019 年 10 月まで延期のうえ実施された。

●表 1-4　医療・介護サービスの需要と供給（必要ベッド数）の見込み

パターン1	平成23年度 (2011)	2025年度			
		現状投影シナリオ	改革シナリオ		
			各ニーズの単純な病床換算	地域一般病床を創設	
高度急性期	【一般病床】107万床　75%程度　19〜20日程度　退院患者数 125万人／月	【一般病床】129万床　75%程度　19〜20日程度 152万人／月	【高度急性期】22万床, 70%程度　15〜16日程度 30万人／月	【高度急性期】18万床, 70%程度　15〜16日程度 25万人／月	
一般急性期			【一般急性期】46万床, 70%程度　9日程度 109万人／月	【一般急性期】35万床, 70%程度　9日程度 82万人／月	【地域一般病床】24万床, 77%程度　19〜20日程度 29万人／月
亜急性期・回復期リハ等			【亜急性期等】35万床, 90%程度　60日程度 16万人／月	【亜急性期等】26万床, 90%程度　60日程度 12万人／月	
長期療養（慢性期）	23万床, 91%程度, 150日程度	34万床, 91%程度, 150日程度	28万床, 91%程度, 135日程度		
精神病床	35万床, 90%程度, 300日程度	37万床, 90%程度, 300日程度	27万床, 90%程度, 270日程度		
（入院小計）	166万床, 80%程度, 30〜31程度	202万床, 80%程度, 30〜31程度	159万床, 81%程度, 24日程度	159万床, 81%程度, 25日程度	
介護施設　特養／老健（老健＋介護療養）	92万人分 48万人分/44万人分	161万人分 86万人分/75万人分	131万人分 72万人分/59万人分		
居住系　特定施設／グループホーム	31万人分 15万人分/16万人分	52万人分 25万人分/27万人分	61万人分 24万人分/37万人分		

（内閣官房：医療・介護に係る長期推計，2011 年 6 月を一部改変）

E 地域医療ビジョンの策定へ

2012年11月に設置された**社会保障制度改革国民会議**において，今後の社会保障制度改革全般について検討が行われ，2013年8月に報告書が取りまとめられている。それをふまえ，「持続可能な社会保障制度の確立を図るための改革の推進に関する法律案」が国会に提出され，2013年12月に成立した。同法は，今後の社会保障制度改革における検討項目と改革実施の時期を明らかにした，いわゆる「プログラム法」であり，以降，ここに示されたスケジュールに従って，各制度の改革が順次実施されていくことになった。

そして，**病床機能報告制度**の創設，**地域の医療提供体制の構想（地域医療ビジョン）**の策定，**地域包括ケアシステム**の構築と費用負担の公平化等を内容とする**地域における医療及び介護の総合的な確保を推進するための関係法律の整備等に関する法律（医療介護総合確保推進法）**が2014年6月に成立した（図1-4）[10]。同法をふまえ，病院および有床診療所は，その有する病床の機能（高

趣　旨

持続可能な社会保障制度の確立を図るための改革の推進に関する法律に基づく措置として，効率的かつ質の高い医療提供体制を構築するとともに，地域包括ケアシステムを構築することを通じ，地域における医療及び介護の総合的な確保を推進するため，医療法，介護保険法等の関係法律について所要の整備等を行う。

概　要

1. 新たな基金の創設と医療・介護の連携強化（地域介護施設整備促進法等関係）
　①都道府県の事業計画に記載した医療・介護の事業（病床の機能分化・連携，在宅医療・介護の推進等）のため，<u>消費税増収分を活用した新たな基金を都道府県に設置</u>
　②<u>医療と介護の連携を強化</u>するため，厚生労働大臣が基本的な方針を策定
2. 地域における効率的かつ効果的な医療提供体制の確保（医療法関係）
　①医療機関が都道府県知事に<u>病床の医療機能（高度急性期，急性期，回復期，慢性期）等を報告し</u>，都道府県は，それをもとに<u>地域医療構想（ビジョン）</u>（地域の医療提供体制の将来のあるべき姿）を医療計画において策定
　②医師確保支援を行う地域医療支援センターの機能を法律に位置付け
3. 地域包括ケアシステムの構築と費用負担の公平化（介護保険法関係）
　①在宅医療・介護連携の推進などの<u>地域支援事業の充実</u>とあわせ，<u>全国一律の予防給付（訪問介護・通所介護）を地域支援事業に移行し，多様化</u>　※地域支援事業：介護保険財源で市町村が取り組む事業
　②<u>特別養護老人ホーム</u>について，在宅での生活が困難な中重度の要介護者を支える機能に重点化
　③<u>低所得者の保険料軽減を拡充</u>
　④<u>一定以上の所得のある利用者の自己負担を2割へ引上げ</u>（ただし，月額上限あり）
　⑤低所得の施設利用者の食費・居住費を補填する<u>「補足給付」の要件に資産などを追加</u>
4. その他
　①診療の補助のうちの<u>特定行為を明確化</u>し，それを手順書により行う看護師の研修制度を新設
　②<u>医療事故に係る調査の仕組み</u>を位置づけ
　③医療法人社団と医療法人財団の合併，持分なし医療法人への移行促進策を措置
　④介護人材確保対策の検討（介護福祉士の資格取得方法見直しの施行時期を27年度から28年度に延期）

施行期日（予定）

公布日。ただし，医療法関係は平成26年10月以降，介護保険法関係は平成27年4月以降など，順次施行。

（厚生労働省：地域における医療及び介護の総合的な確保を推進するための関係法律の整備等に関する法律案の概要，2014年2月）

●図1-4　地域における医療及び介護の総合的な確保を推進するための関係法律の整備等に関する法律の概要

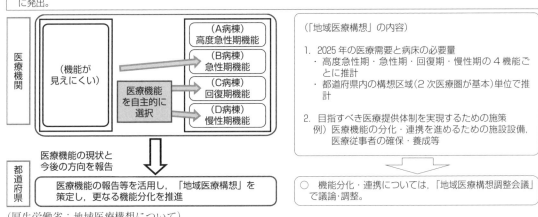

○ 病床機能報告制度（平成 26 年度～）
　医療機関が，その有する病床において担っている医療機能の現状と今後の方向を選択し，病棟単位で，都道府県に報告する制度を設け，医療機関の自主的な取組みを進める。

○ 地域医療構想について
・平成 26 年の通常国会で成立した「医療介護総合確保推進法」により，平成 27 年 4 月より，都道府県が「地域医療構想」を策定。（法律上は平成 30 年 3 月までであるが，平成 28 年半ば頃までの策定が望ましい。）
　※「地域医療構想」は，2 次医療圏単位での策定が原則。
・「地域医療構想」は，2025 年に向け，病床の機能分化・連携を進めるために，医療機能ごとに 2025 年の医療需要と病床の必要量を推計し，定めるもの。
・都道府県が「地域医療構想」の策定を開始するに当たり，厚生労働省で推計方法を含む「ガイドライン」を作成。平成 27 年 3 月に発出。

（厚生労働省：地域医療構想について）

●図 1-5　病床機能報告制度と地域医療構想

度急性期，急性期，回復期，慢性期の 4 区分）を病棟単位で都道府県に報告する制度が 2014 年 10 ～ 11 月から実施に移されている。

　都道府県は，地域の医療需要の将来推計や報告された情報等を活用し，その地域にふさわしいバランスのとれた医療機能の分化と連携を適切に推進するための地域医療構想（ビジョン）を 2015 年度以降策定し，医療計画に盛り込むこととされた（図 1-5）[11]。2015 年 3 月に，都道府県が地域医療構想を策定するにあたってのガイドラインが国から公表されており，その中で地域における病床機能区分ごとの医療需要および必要病床数の推計方法が示されている。地域医療構想は，2016 年度中にすべての都道府県において策定され，医療計画に盛り込まれている。

　地域医療構想の進捗状況は地域（2 次医療圏）によってばらつきがあり，地域医療構想調整会議での検討が形骸化し，十分な議論が行われていないところも多いという批判があった。こうした状況をふまえ，2019 年 9 月には，公立・公的病院等について一定の基準に基づき，再検証を要請する病院が全国で 400余公表された*。今後，これらの病院を中心に地域医療構想調整会議における検討が活性化し，2025 年に向けて地域医療構想が進捗することが期待されている。

＊　その後，データの精査を経て，対象病院数が若干変わるとともに，新型コロナウイルス感染症の感染拡大によって，検討が頓挫していた期間があった。

論点3：社会保障と資源

A　社会保障の財源

　社会保障財源の構成割合を**図1-6**[12]に示した。これをみると，社会保障の財源としては，社会保険料が約5割を占め，公費負担が約4割を占めていることがわかる。社会保険料は，被保険者と事業主の拠出に分けられるが，事業主のいない国民健康保険や国民年金の存在もあり，被保険者拠出が事業主拠出を上回っている。また，公費負担約4割のうち，国庫負担が29％であり，地方公共団体による他の公費負担が11％となっている。

　以上は，社会保障給付費全体の財源構成の割合であるが，次に，医療費の財源構成についてみてみよう。**図1-7**[13]は，2021（令和3）年度の国民医療費について，その財源別割合を推計したものである。これをみると，わが国の医療

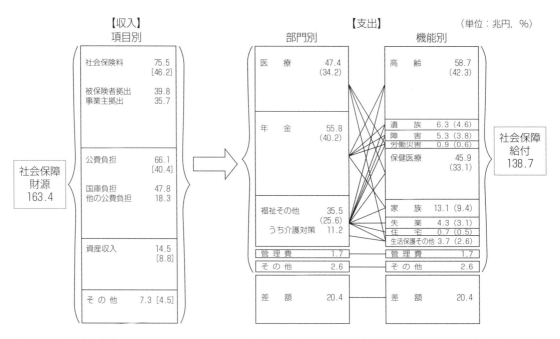

注1：2021年度の社会保障財源は163.4兆円（他制度からの移転を除く）であり，[　]内は社会保障財源に対する割合。
注2：2021年度の社会保障給付費は138.7兆円であり，（　）内は社会保障給付費に対する割合。
注3：収入のその他には積立金からの受入等を含む。支出のその他には施設整備費等を含む。
注4：差額は社会保障財源（163.4兆円）と社会保障給付費，管理費，運用損失，その他の計（143.1兆円）の差であり，他制度からの移転，他制度への移転を含まない。
（国立社会保障・人口問題研究所：令和3年度社会保障費用統計，2023年8月，p.10.）

●図1-6　ILO基準における社会保障財源と社会保障給付のイメージ図（2021年度）

保険料 50.0%	公費 38.0%	患者負担等 12.1%

（厚生労働省：「令和 3 年度国民医療費の概況」より作成）

●図 1-7　国民医療費の財源別構成割合（2021 年度推計）

●表 1-5　国の予算における社会保障関係費の推移

区分＼年度	1980 年度	1990 年度	2008 年度
社会保障関係費	82	116	218
生活保護費	10(11.6)	11(9.5)	20(9.2)
社会福祉費	14(16.7)	24(20.7)	17(7.6)
社会保険費	51(62.2)	72(61.9)	175(80.4)
保健衛生対策費	4(4.8)	6(4.8)	4(1.9)
失業対策費	4(4.6)	3(3.0)	2(0.9)
厚生労働省予算	86(28.0)	121(34.1)	221(46.7)
一般歳出	307	354	473

区分＼年度	2023 年度
社会保障関係費	369
年金給付費	131(35.5)
医療給付費	122(32.9)
介護給付費	37(10.0)
少子化対策費	31(8.5)
生活扶助等社会福祉費	43(11.7)
保健衛生対策費	5(1.3)
雇用労災対策費	0.4(0.1)
厚生労働省予算	332(45.6)
一般歳出	727

注 1：単位：千億円（四捨五入）
注 2：（　）内は構成比（％）。ただし，厚生労働省予算欄は，一般歳出に対する比率。
注 3：1980，1990 年度の厚生労働省予算は，厚生省予算と労働省予算の合計。
注 4：2016 年度において，社会保障関係費の区分の見直しを行った。
（厚生労働省：令和 5 年版厚生労働白書 資料編，2023 年 8 月，p.18 より作成）

　　　　制度は，社会保険方式をとっているといわれているが，財源別シェアをみると保険料の割合は 50％であり，公費の割合が高いことがわかる。これは，市町村国民健康保険の公費負担（給付費の 50％），後期高齢者医療に対する公費負担の他，さまざまな公費負担医療の存在がその背景にある。わが国の医療制度においては，低所得者であってもできる限り生活保護（医療扶助）ではなく，「国民皆保険」により対応しようとする政策がとられてきており，社会保険方式といいながら，保険料と併せ，多額の公費負担が投入されてきたのである。このことは，ドイツ等の「社会保険医療」の国々においては，医療保険の財源はほとんどが保険料であることとは対照的であるといえる。

　　　次に，国の予算における社会保障関係費および厚生労働省予算の推移についてみてみよう。表 1-5[14] は，社会保障関係費およびその内訳等の推移を示したものである。これを見ると，一般歳出に占める厚生労働省予算のウエイトの増大（1980 年度の 28％から 2023 年度の 45.6％へ）が明らかである。また，その内容をみると，年金および医療給付費が合計で 7 割近くを占めていることがわかる。

●表1-6　社会保障におけるマンパワーの概況

職　種	人　数
医　師	33万9623人（269.2人）
歯科医師	10万7443人（ 85.2人）
看護職員	173万4025人
薬剤師	32万1982人
社会福祉施設	121万4854人

注1：医師，歯科医師，薬剤師については，厚生労働省「医師・歯科医師・薬剤師統計」による2020年のデータ。
注2：社会福祉施設従事者数は，『令和5年版厚生労働白書』の示す2021年データ。
注3：看護職員は，『令和5年版厚生労働白書』の示す2020年データ。
注4：医師，歯科医師の（　）内は，人口10万対の人数である。

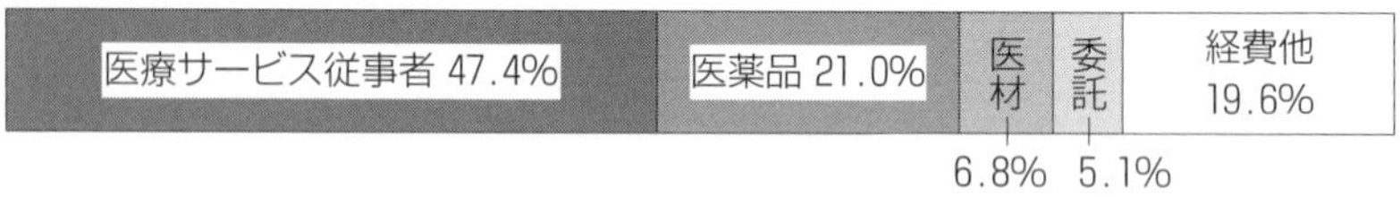

| 医療サービス従事者 47.4% | 医薬品 21.0% | 医材 6.8% | 委託 5.1% | 経費他 19.6% |

（厚生労働省：令和5年版厚生労働白書 資料編，2023年8月，p.33より作成）
●図1-8　国民医療費の構造（医療機関の費用構造）（2020年度）

B　社会保障のマンパワー

　社会保障における「マンパワー」の概要を**表1-6**に示した。社会保障の関連では，医療，福祉（介護）サービスの提供を中心に，さまざまな専門職種を含むマンパワーの雇用につながっている。

　社会保障は一般に**労働集約的**なサービスであり，雇用の拡大に貢献している面がある。前述の「有識者会議」の報告においては，「社会保障が，そのサービス領域の拡大に伴い，多くの雇用市場を創出しているほか，社会構造の変化（女性の社会進出，世帯構造の変化，雇用形態の変化等）に対応し，育児や介護などのサービスの“外部化”により，育児や介護のために若年労働力が奪われるような事態を防いでいる」旨の指摘が行われている。

　表1-6は，統計のとれる代表的なマンパワーについて記したものであり，このほかにも行政機関や医薬品産業，民間介護サービスをはじめとする医療・介護関連産業等に従事しているマンパワーはかなりの数に上ると考えられる。

　社会保障におけるマンパワーの問題をさらに考察するため，ここでは，医療についてもう少し詳しく取り上げてみよう。医療は一般に**労働集約的**な産業であると考えられている。マクロ的に見ると，**図1-8**[15]に示したように，国民医療費のうち，医療サービス従事者への分配はほぼ50％を占めている。また，ミクロ的にも，病院経営上，「人件費比率」は50％が1つの目安となるとされている。

　医療における「労働」投入の重要性は，これらの数値によく表れている。

　しかし，国際的に見ると，実は，わが国の医療サービスの提供は，相対的に**資本集約的**（労働節約的）であるといえる。わが国の（人口当たり）病床数の多さ，CT や MRI 等の医療機器の多さは，先進各国の中でも際立っている。これに対して，医療マンパワー数は，人口当たりでみるとそれほど遜色はないものの，病床当たりの配置ということになると，かなり見劣りのするものとなっている。たとえば，病床 100 床当たりの看護職員数は，日本 86.5 人に対し，アメリカ 419.9 人，ドイツ 161.6 人等となっている（日本・アメリカは 2016 年，ドイツは 2017 年）[16]。その結果，病院の費用における人件費の割合は日本は 1/2 程度であるのに対し，ドイツでは 2/3 程度であるといわれている。こうした潤沢な資本設備と同時に，それとは対照的なマンパワー配置の手薄さということが日本の医療提供体制の 1 つの大きな特徴である。今後，こうしたサービス提供のあり方をどう考えていくかということは，重要な検討課題の 1 つであるといえる。

C　国と地方の役割分担

　社会保障制度において，**政府**は重要な役割を果たしている。競争的な市場メカニズムは，一定の条件のもとで資源の最適配分を実現するとされているが，その場合であっても，適切な所得分配は必ずしも保証されない。また，市場メカニズムが有効に機能するための前提条件は，現実にはしばしば欠落していることが多い（たとえば医療においては，医療提供側と医療の受け手との間に大きな「情報の非対称性」があることが指摘されている）。いわゆる**市場の失敗**が生ずるゆえんである。そうした中で，「政府」の介入が正当化される部分が出てくる。

　「政府」は，大きく，中央政府と地方政府に二分される。社会保障においても，両者はそれぞれ重要な役割を果たしている。財政的にみると，**図1-6** に示したように，社会保障財源のうち，中央政府のシェアは 29.3%，地方政府のシェアは 11.2% となっており，中央政府のウエイトが高いようにみえる。しかしながら，社会保障における「政府」の役割は，こうした財政支出だけにとどまるものではない。たとえば，都道府県は，医療計画の策定等，地域の医療供給体制の整備については中心的な責務を負っている。また，市町村は，国民健康保険や介護保険の保険者であるとともに，住民に最も身近な自治体として，各種の保健・福祉サービス供給の担い手ともなっている。

　国と地方の関係については，内閣総理大臣の諮問機関である**地方分権改革推進会議**の意見書（「事務・事業の在り方に関する意見─自主・自立の地域社会をめざして─」2002年10月）が基本的な整理を行っている。それによると，人々の日々の暮らしに密着した社会保障行政は，身近な行政主体である地方公共団体によって実施されるべきものであるという基本的な認識が示されている。そして，「国が決めたことの単なる実施を地方に委ねるのではなく，諸施策・諸サービスの実施に際して，地域の実情を踏まえた地方公共団体の主体的判断がより可能となるよう，現行の国による種々の関与を抜本的に見直していくべき」と述べられている。制度の根幹は国が企画・立案するにしても，その実施にあたっては，サービスの受け手である住民のニーズに即応したものとするため，地方公共団体の自主性，裁量性を重視する姿勢であるといえよう。

　社会保障の分野においては，近年，**地方公共団体への権限委譲**や**地方分権の推進**が急速に進んでいる。最も新しい社会保険制度である介護保険制度の担い手（保険者）は，基本的に市町村とされている。また，保健・医療・福祉分野においては，効率的で効果的な行政の展開という観点から，地域においてこれらの行政の総合化を推進することが強く求められている。たとえば，要介護高齢者に対する対応は，これらの分野にまたがるものであり，いずれを欠いても適切な対応とはいえない。地域住民のニーズに応じた最適の組み合わせを地域ごとの判断で実現するという，行政執行にあたっての「ローカル・オプティマム」*の追求ということが求められるわけである。

* local optimum
地域に適した発展
⟷ national minimum

D　公民の役割分担

　社会保障の役割について，前述の有識者会議の報告は，「社会保障は，個人の自立，自助努力を基礎とした国民連帯の中心として位置づけられるものである」とし，「個人の責任や自助努力では対応し難いリスクに対して，社会全体で支え合い，個人の自立や家庭の機能を支援し，健やかで安心できる生活を保障することを目的とする」としている。

　このような役割，目的をもった社会保障制度を実際に運営し，必要なサービスや給付を適切に提供していくためには，公民さまざまな組織や主体がかかわってくる。特に医療や介護，福祉，保健といった現物的なサービス提供にあたっては，公的な主体と並んで，民間主体の果たしている役割も重要である。

　ここでは，具体的なイメージをもってもらうために，医療サービスの代表的な提供組織である病院についてみてみよう。**表1-7**[17]は，戦後のわが国の開

●表1-7　開設主体別病院数の推移

年次	病院総数	国　立	公　的	その他
1950	3,408	383(11.2％)	572(16.8％)	2,453(72.0％)
1960	6,094	452(7.4％)	1,442(23.7％)	4,200(68.9％)
1970	7,974	444(5.6％)	1,389(17.4％)	6,141(77.0％)
1980	9,055	453(5.0％)	1,369(15.1％)	7,233(80.0％)
1990	10,096	399(4.0％)	1,371(13.6％)	8,326(82.5％)
2000	9,266	359(3.9％)	1,373(14.8％)	7,534(81.3％)
2010	8,670	274(3.2％)	1,278(14.7％)	7,118(82.1％)
2020	8,238	321(3.9％)	1,199(14.6％)	6,718(81.5％)
2021	8,205	320(3.9％)	1,194(14.6％)	6,691(81.6％)

（厚生労働省：令和5年版厚生労働白書 資料編，2023年8月，p.41 より作成）

設主体別病院数の推移を10年ごとに示したものである。これを見ると，当初は全体の7割程度であった民間病院（その他病院）が80年代までには8割に増え，その後もおおむねその水準を保っていることがわかる。逆に，国立病院・療養所等は当初1割を超えるシェアであったのが，3％台にまで減少してきている。また，公的医療機関は1950年代に大幅な増大を示したが，1970年代以降は実数では横ばいから減少傾向にあり，今日に至っている。

　このほかの主要な医療施設として，（一般）診療所および歯科診療所があるが，これらはそのほとんどが医療法人立または個人立であり，基本的に民間医療施設がその多くを占めている。したがって，わが国の医療施設はその多くが民間医療施設によって占められているといえる。病床規模を勘案すると，国公立のほうが大規模な病院が多いため，民間病院のシェアはやや落ちるが，それでも，

●株式会社の医療機関経営への参入問題

　医療機関の開設主体を巡っては，いわゆる**規制改革**の一環として，株式会社にも医療機関の経営を認めてはどうかという議論がある。

　現行の医療法においては，営利を目的として医療機関経営を行うことは禁じられており，株式会社は（沿革的に存在している例外を除いて）医療機関の経営に参入することはできないこととされている。また，こうした観点から，医療法人も配当が禁止されている。こうした現状に対して，**総合規制改革会議**およびそれを引き継いだ**規制改革・民間開放推進会議**においては，株式会社による医療機関経営は，効率的で質の高い医療サービスの提供に資するという立場から議論が行われ，この問題は，「民間参入による官製市場の見直し」の象徴的な問題として大きく取り上げられてきた。

　しかしながら，現時点では，全面的な株式会社の参入については反対が強く，認められていない。ただし，いわゆる「構造改革特区」において，自由診療の一部分（高度な医療）に限って，株式会社の参入が認められている。2005年7月に神奈川県より申請のあった株式会社による病院運営を含む「バイオ医療産業特区」が，初めての事例として認められたが，その後追随する動きはない。

　わが国の医療サービスの多くは，民間医療施設によって担われているといって過言ではない。一方で，医療保険は，国民皆保険のもとで公的な医療保険制度によって担われていることと併せて考えると，わが国の医療については，「財政は公的に」，しかし「医療サービスの供給は民間を主体に」実施されているといえる（publicly funded and privately delivered）。

　戦後の医療供給体制の整備は，主としてこうした民間医療機関の展開によって担われてきており，そのことが，比較的短期間に急速に医療供給体制の整備が進んだ1つの要因となっている。

【引用文献】

1）国立社会保障・人口問題研究所：令和3年度社会保障費用統計，2023年8月，p.4-5，第10表＜https://www.ipss.go.jp/ss-cost/j/fsss-R03/fsss_R03.html＞.

2）厚生労働省：令和3年度国民医療費の概況，2023年10月＜https://www.mhlw.go.jp/toukei/saikin/hw/k-iryohi/21/＞.

3）OECD：OECD Health Statistics 2023＜https://www.oecd.org＞.

4）前掲書1），第25表・第26表.

5）国立社会保障・人口問題研究所：人口統計資料集2023年改訂版＜https://www.ipss.go.jp/＞.

6）前掲書1），第7表.

7）社会保障構造の在り方について考える有識者会議：21世紀に向けての社会保障，2000年10月.

8）社会保障国民会議：最終報告関連資料4-3「医療・介護費用のシミュレーション結果」，2008年11月.

9）内閣官房：医療・介護に係る長期推計，2011年6月＜https://www.cas.go.jp/jp/seisaku/syakaihosyou/syutyukento/dai10/siryou1-2.pdf＞.

10）厚生労働省：地域における医療及び介護の総合的な確保を推進するための関係法律の整備等に関する法律案の概要，2014年2月＜https://www.mhlw.go.jp/topics/bukyoku/soumu/houritu/dl/186-06.pdf＞.

11）厚生労働省：地域医療構想について＜https://www.mhlw.go.jp/stf/seisakunitsuite/bunya/0000080850.html＞.

12）国立社会保障・人口問題研究所：令和3年度社会保障費用統計，2023年8月，p.10＜https://www.ipss.go.jp/ss-cost/j/fsss-R03/fsss_R03.html＞.

13）厚生労働省：令和3年度国民医療費の概況，2023年10月＜https://www.mhlw.go.jp/toukei/saikin/hw/k-iryohi/21/＞.

14）厚生労働省：令和5年版厚生労働白書 資料編，2023年8月，p.18＜https://www.mhlw.go.jp/wp/hakusyo/kousei/22-2/＞.

15）厚生労働省：令和5年版厚生労働白書 資料編，2023年8月，p.33＜https://www.mhlw.go.jp/wp/hakusyo/kousei/22-2/＞.

16）厚生労働省：医療分野についての国際比較（2017年）＜https://www.mhlw.go.jp/content/12400000/000592506.pdf＞.

17）厚生労働省：令和5年版厚生労働白書 資料編，2023年8月，p.41＜https://www.mhlw.go.jp/wp/hakusyo/kousei/22-2/＞.

【参考文献】

・秋元美世，他編：社会保障の制度と行財政(社会福祉基礎シリーズ 11)，有斐閣，2006.

・池上直己，J. C. キャンベル：日本の医療，中公新書，中央公論社，1996.

・植村尚史：社会保障を問い直す，中央法規出版，2003.

・尾形裕也：21 世紀の医療改革と病院経営，日本医療企画，2000.

・尾形裕也，田村やよひ編著：看護経済学，法研，2002.

・加藤智章，他：社会保障法，有斐閣，2015.

・京極高宣：京極高宣著作集第 5 巻社会保障，中央法規出版，2003.

・厚生労働省編：厚生労働白書，令和 5 年版，日経印刷，2023.

・厚生労働統計協会編：保険と年金の動向　2022/2023，厚生労働統計協会，2022.

・厚生労働統計協会編：国民の福祉と介護の動向　2023/2024，厚生労働統計協会，2023.

・厚生労働統計協会編：国民衛生の動向　2023/2024，厚生労働統計協会，2023.

・田近栄治，尾形裕也編著：次世代型医療制度改革，ミネルヴァ書房，2009.

・富永健一：社会変動の中の福祉国家，中公新書，中央公論社，2001.

・中村吉夫：公務員研修双書　厚生行政，ぎょうせい，1998.

・広井良典：日本の社会保障，岩波新書，岩波書店，1999.

・広井良典，山崎泰彦編著：新・社会福祉士養成テキストブック 9　社会保障論，ミネルヴァ書房，2007.

・椋野美智子，田中耕太郎：はじめての社会保障，第 15 版，有斐閣，2018.

・「社会福祉学習双書」編集委員会編：社会福祉学習双書 6　社会保障論，全国社会福祉協議会，2014.

・尾形裕也：看護管理者のための医療経営学，第 3 版，日本看護協会出版会，2021.

・尾形裕也：日本の医療政策と地域医療システム，第 4 版，日本医療企画，2018.

・尾形裕也：この国の医療のかたち　医療政策の動向と課題，日本看護協会出版会，2022.

討論：社会保障と国民生活の関係について

　社会保障は，これまで見てきたように，わが国の経済社会において，すでに大きな位置を占めており，社会保障制度のない社会というものはもはや考えられなくなっている。多くの高齢者は，公的年金がなければ，直ちに生活困難に陥るであろうし，医療保険制度がなければ，高齢者のみならず若人も含めて，安心して日常生活を過ごすことは難しいだろう。社会保障は，現代の国民生活を支える基盤的な社会制度として必須の存在となっているといえる。

　一方で社会保障はこうした給付面だけではなく，負担面においても経済社会に大きな影響を与えている。社会保障負担は，租税負担と並んで大きな国民負担となっている。そして，こうした給付と負担の全体を通じて，社会保障は世代間および世代内における巨大な**所得再分配**を実施しているのである。

　こうした社会保障制度を支えているのは，結局のところ，国民の**連帯**の精神であるといえる。それがなければ，このように巨大な強制的所得移転はありえないだろう。したがって，社会保障制度を持続的かつ安定的に運営していくためには，こうした「連帯」の精神を損なうようなことがあってはならない。給付と負担の関係が，世代間や世代内で不公平であると感じられるようでは，制度の持続可能性はおぼつかなくなってくる。近年の年金制度や高齢者医療制度に関する論議は，こうした危険性をはらんでいるといえる。

　以上のような議論をふまえて，次の問題について，考えてみよう。

①社会保障は，わが国の国民生活においてどのような役割を果たしているか。仮に社会保障がなかったとしたら，どのような問題が生じるだろうか。

②社会保障の給付と負担の適切な水準について，どう考えるか。特に，「有識者会議」の報告における選択肢①と選択肢②について，どう考えるか。「有識者会議」では，21世紀のわが国の「進むべき途」はこの両者の中間にあるとしているが，こうした考え方は説得的であるといえるだろうか。

③いわゆる「社会保険方式」のメリットとデメリットについてどう考えるか。わが国がこれまで基本的に社会保険方式を採用してきたことをどう評価するか。

④「21世紀福祉ビジョン」で提案されている5：3：2という社会保障給付費の構成割合の転換についてどう考えるか。

⑤わが国の医療サービスの提供が，諸外国に比べ，相対的に資本集約的に行われており，労働投入が相対的に手薄であることについてどう考えるか。

⑥社会保障国民会議の「医療・介護費用シミュレーション」や「医療・介護に係る長期推計」で示されている改革シナリオについてどう考えるか。

第2章

保健医療福祉制度とヘルスケアシステム

概要：保健医療福祉制度とは

1. 社会保障の定義

わが国の保健医療福祉制度は，日本国憲法第25条「生存権」を具現化した社会保障政策の一環にある。社会保障がどのような方針で行われているかを理解することによって保健・医療・福祉に関する諸制度の目的や限界が浮かび上がってくる。

1950（昭和25）年の社会保障制度審議会勧告によると「社会保障制度とは，疾病，負傷，分娩，廃疾，死亡，老齢，失業，多子その他困窮の原因に対し，保険的方法又は直接公の負担において経済保障の途を講じ，生活困窮に陥った者に対しては，国家扶助によって最低限度の生活を保障するとともに，公衆衛生及び社会福祉の向上を図り，もってすべての国民が文化的社会の成員たるに値する生活を営むことができるようにすることをいう」と定義されている。ここで「経済保障の途を講じ」と記されているように，社会保障制度の基本的な性格が「経済保障」にあることに注目すべきであろう。保健医療福祉制度は，まずは経済が中心にあることを理解したい。

しかしその目指すところは，近年大きな変化を遂げている。昭和の時代には，医療でいうと「おまかせします」，福祉でいうと「措置」という言葉が象徴するように，困窮した人を"救済"するという意味合いが強かった。ところが平成の時代に入り，近年の社会保障制度が充実し，国民の経済生活が向上したことで，社会保障のあり方も見直されるようになってきた。

1995（平成7）年の社会保障制度審議会の勧告では，社会保障の理念の転換を図り「社会保障制度の新しい理念とは，広く国民に健やかで安心できる生活を保障することである」と明示し，さらに社会保障の受け手の側に認めるべき選択権について言及している。この勧告の後につくられた社会保障制度のひとつである介護保険制度は，基本理念を「自立支援」においており，国の責任で困窮者を扶助するというしくみではなく，自立した個人が自分自身や周囲の助けだけでは解決しきれないハンディキャップを支援するしくみとなっていることは周知のとおりである。

なお，2003（平成15）年6月に厚生労働省の社会保障審議会がまとめた「今後の社会保障改革の方向性に関する意見のポイント─21世紀型の社会保障の実現に向けて─」では，社会保障の果たす"セーフティネット"機能に着目し，これを今後とも堅持するために経済・財政と給付のバランスが図られるように，給付と負担の両面から不断の見直しが必要と述べている。改革の視点として「社会経済との調和」「世代内・世代間の公平性の確保」「施策・制度の総合化」が謳われているが，結局のところこれらは，少子高齢化の進展や経済成長の鈍化などにより，特に将来にわたる財政負担に不安が強いため事実上給付の抑制を示唆する内容である。

2. 専門職に委ねられている給付の質の向上

このように社会保障を財政中心に考えると，確かに「給付の伸びの抑制」という面が強調される。しかし一方，そういう大きな枠組みの中で，具体的に給付されるサービスの内容とその質については，看護師はじめ専門家たちがどのように行動するかが問われるところである。

看護政策は従来，看護職員の労働条件の改善や看護職員数の確保，看護教育の充実などが主なテーマだった。ところが1990（平成2）年の「看護師等の人材確保の促進に関する法律」の制定の前後を境に，「量の確保」から「質の向上」へ

と政策の中心のシフトが始まっている。これは
まさに，"看護"という給付について，一定の枠
組みの中で，どのように質を上げていくかといっ
た課題であり，それこそが社会保障制度の中で，
専門職に委ねられているところではないか。

　なおもちろん，質の向上については看護職が
自らだけで自らを評価するようなことは避けな
ければならない。1995（平成7）年の「社会保障
体制の再構築に関する勧告」では社会保障の定
義は「広く国民に健やかで安心できる生活を保
障することである」とされている。受け手であ
る国民が，看護をどう感じるかということを一
番の評価基準とすべきである。

3．地域包括ケアの実現に向けて

　さらに看護の質は，地域住民の生活の質にも
大きく関係するようになっていく。

　2025年を1つの目標に「地域包括ケア」を進
めようという方針のもと，健康増進・維持，医療，
福祉・介護，生活支援等が，地域を中心に一体
となって取り組むための制度づくりが進んでい
る。従来の保健，医療，福祉の縦割り，また病
院や施設中心のサービス提供の考えを改め，全
体を包括し，地域の暮らし目線で取り組んでい
くことになった。

　これはまさしく看護の概念に沿う考え方であ
り，看護職がそのしくみでリーダーシップをと
ることが期待されている。

　個々のケアの質を上げるためだけでなく，社
会を牽引する者の自覚として，看護職には保健
医療福祉制度の理解が求められている。

論点1：保健医療福祉制度の構造

A 社会保険制度

わが国の保健医療福祉制度の中心は，社会保険制度にある。社会保険制度とは医療保険制度(医療)，年金保険制度(年金)，雇用保険制度(失業)，労働者災害補償保険制度(労災)そして介護保険制度(介護)に分類できる。その中で，健康保険，介護保険が特に保健医療福祉制度と深くかかわりをもつ。

医療保険制度は，収入は保険料と国庫負担からなり，被保険者の疾病や負傷に対しての給付を行う。被保険者は給付を受けると同時に，かかった額の3割～1割を窓口で自己負担する。また，出産や育児，葬祭などに対する給付も行われる。介護保険制度は，介護が必要となった者に対しケアマネジメントの手法をもってサービスを提供するしくみで，世界的に見ても先駆的な制度である。

B 対象ごとに見た制度の主な内容

（1）保健・福祉

a）高齢者

高齢者に対する保健福祉制度の現在の中心は**介護保険**である。介護保険制度は加齢に伴って生じる心身の変化に起因する疾病などによって介護が必要な状態にある者が，より自立した日常生活を送れるよう，在宅・居住系・施設サービスを提供する保険制度である*。介護保険制度では，給付希望者の状態を全国一律の指標で要支援1, 2と要介護1～5の7段階に評価する**要介護認定**や，提供されるサービスを総合的にマネジメントする**ケアマネジメント**という手法が用いられている。介護保険の非該当者には地域支援事業によるサービス，要支援者には介護予防サービス，要介護者には介護保険サービスが用意されている。【介護保険法】

高齢者の福祉に関しては，介護保険サービスで提供されるサービスのほか，老人デイサービスセンター・老人福祉センター等の老人福祉施設においてレクリエーションや教養講座など，さまざまなサービスがある。【老人福祉法】

また，75歳以上のすべてと65歳～74歳の一部の高齢者の医療に関しては，所得に応じて1割～3割の自己負担で療養の給付や入院時食事療養費などを受けることができる。【後期高齢者医療制度】

＊　2017年の介護保険法等の改正で，高齢者と障害児者が同一事業所でサービスを受けやすくするための「共生型サービス」が位置づけられている。

b）身体障害者

視覚障害，聴覚障害，肢体不自由など身体に障害のある 18 歳以上の者が身体障害者手帳の交付を受けると，身体障害者福祉法に定められる相談，診査，自立支援医療，デイサービス，補装具の提供などを受けることができる。【身体障害者福祉法】【障害者総合支援法】

また，バリアフリーのまちづくり活動事業や，障害者社会参加促進事業(旧：障害者の明るいくらし促進事業)のように，生活をする町全体を，障害者にも適したように創造していくための事業が推進されている。

c）知的障害者

知的障害者についても身体障害者同様，原則として 18 歳以上の者が福祉の措置の対象となる。ホームヘルプ，デイサービス，ショートステイ，日常生活用具の給付，支援施設への入所などが用意されているほか，就業を支援するために職親委託のような制度もある。【知的障害者福祉法】【障害者総合支援法】

d）精神障害者

精神障害者に対する施策の中心は，受け入れ条件が整えば退院可能の方々が自立した地域生活を送れるようにすることである。そのために，就労移行支援，地域活動支援センター，自立訓練(機能訓練・生活訓練)，共同生活援助(グループホーム)などが用意されている。【精神保健及び精神障害者福祉に関する法律】【障害者総合支援法】

e）児　童

児童福祉法における児童とは，18 歳未満の者をいう。さらに満 1 歳に満たない者を"乳児"，満 1 歳から小学校就学の始期に達するまでの者を"幼児"，小学校就学の始期から満 18 歳に達するまでを"少年"と呼ぶ。児童の中で，身体の発達または機能の障害，精神の発達または機能の障害のある子ども，不適切な養育環境におかれている子ども，家庭環境等に起因して非行や情緒障害のある子どもなどに対しては児童福祉法による何らかの福祉施策が講じられる。

相談機能としては，児童相談所や福祉事務所の家庭児童相談室，保健所などで発揮される。そのほか，自立支援医療(旧育成医療)や補装具の給付，小児慢性特定疾病医療支援，ホームヘルプ，デイサービス，日常生活用具給付事業，そして里親委託などさまざまなメニューがある。【児童福祉法】【障害者総合支援法】

f）母子・ひとり親家庭

乳幼児の育児に関しては，母子健康手帳制度を基本に，訪問指導や健康診査（1歳6カ月，3歳），相談事業などのメニューがある。また最近では，思春期から更年期までの女性の健康教育や不妊に関する相談，思春期保健相談など，幅広く事業が展開されるようになってきた。【母子保健法】

一方，ひとり親家庭にある（あった）者に対しては，母子福祉資金・父子福祉資金や寡婦福祉資金といった資金貸し付け事業と児童扶養手当が中心施策となっている。そのうえで相談事業や就業支援，公営住宅入居等が優先される事業などがある。【母子及び父子並びに寡婦福祉法】【児童扶養手当法】

g）その他

低所得者や障害者等が経済的自立を果たし，生活意欲を助長し社会参加がしやすくなるよう，障害者更生資金などの資金貸付をする制度がある。また，公営住宅の家賃値引きや法律相談や裁判の費用立替などさまざまな支援が用意されている。

（2）保健・医療

a）感染症対策

近年鳥インフルエンザや SARS をはじめとする新興感染症が社会的に注目されている。2020 年からは新型コロナウイルス感染症が世界的に猛威を振るっている。感染症は，かかった人に対する治療だけでは不十分で，発生予防と拡大防止という事前・事後対応が重要である。

感染症は，一類感染症〜五類感染症，指定感染症，新型インフルエンザ等感染症*，新感染症に分類され（表2-1），それぞれ感染症の種類と対応方法が決まっている。【感染症の予防及び感染症の患者に対する医療に関する法律】

また，結核に対しては，従来は結核予防法として検査や入所，医療費負担などが特別に定められていたが，2007 年 4 月から上記法律に統合された。

b）難　病

難病に対する医療費の支援は，研究をするために難病患者の負担を軽減するという位置づけで医療費の自己負担等が行われてきた。この「特定疾患治療研究事業」では徐々に対象疾患を増加させ 56 疾患にまでなった。しかし，特に希少だったり原因がわからなかったりする難病を中心に全体を網羅し切れていないこと等から，抜本的な見直しが進められた。

＊　新型コロナウイルス感染症については，オミクロン株と大きく病原性が異なる変異株が出現するなど特段の事情が生じない限り，新型インフルエンザ等感染症（いわゆる二類相当）に該当しないものとし，2023 年 5 月 8 日から五類感染症に位置づけられることになった。

●表2-1　感染症の種類

類　別	感染症名
一　類	エボラ出血熱，クリミア・コンゴ出血熱，痘そう，南米出血熱，ペスト，マールブルグ病，ラッサ熱
二　類	急性灰白髄炎，結核，ジフテリア，重症急性呼吸器症候群(中略)，中東呼吸器症候群(中略)，鳥インフルエンザ(中略)
三　類	コレラ，細菌性赤痢，腸管出血性大腸菌感染症，腸チフス，パラチフス
四　類	E型肝炎，A型肝炎，黄熱，Q熱，狂犬病，炭疽，鳥インフルエンザ(特定鳥インフルエンザを除く)，ボツリヌス症，マラリア，野兎病その他の既に知られている感染性の疾病であって，動物またはその死体，飲食物，衣類，寝具その他の物件を介して人に感染し，国民の健康に影響を与えるおそれがあるものとして政令で定めるもの
五　類	インフルエンザ(鳥インフルエンザおよび新型インフルエンザ等感染症を除く)，ウイルス性肝炎(E型肝炎およびA型肝炎を除く)，クリプトスポリジウム症，後天性免疫不全症候群，性器クラミジア感染症，梅毒，麻しん，メチシリン耐性黄色ブドウ球菌感染症その他の既に知られている感染性の疾病(四類感染症を除く)であって，国民の健康に影響を与えるおそれがあるものとして厚生労働省令で定めるもの
新型インフルエンザ等感染症	新型インフルエンザ(中略)，再興型インフルエンザ(中略)，新型コロナウイルス感染症(中略)，再興型コロナウイルス感染症(略)
指定感染症	既に知られている感染性の疾病(一類感染症，二類感染症，三類感染症および新型インフルエンザ等感染症を除く)であって，法で定めるところの措置をしなければ国民の生命および健康に重大な影響を与えるおそれがあるものとして政令で定めるもの
新感染症	人から人に伝染すると認められる疾病であって，既に知られている感染性の疾病とその病状または治療の結果が明らかに異なるもので，当該疾病にかかった場合の病状の程度が重篤であり，かつ，当該疾病のまん延により国民の生命および健康に重大な影響を与えるおそれがあると認められるもの

(「感染症の予防及び感染症の患者に対する医療に関する法律」第6条〈2021年2月改正〉より作成)

　2014年には**難病の患者に対する医療等に関する法律**が可決され，2015年1月より施行された。これにより従来対象だった疾患病者の一部の医療費自己負担が引き上げられた一方で，対象疾病が338に広がった(2021年11月現在)。また，各都道府県に拠点病院を置き指定医が症状を診断すること，臨床データを集約し研究を促進することも決まった。

　小児慢性特定疾病についても同様に「児童福祉法」が改正され，医療費の助成対象が788疾病に広がった(2021年11月現在)。

c）一般医療

　一般に疾患に罹患したり負傷した場合，診療所や病院などの保険医療機関を自由に受診し，その支払いの9割～7割(年齢や所得により異なる)が医療保険から給付される。これは，わが国が「国民皆保険」「自由開業医制」という医療体制をとっているからである。【健康保険法】*【医療法】*【後期高齢者医療制度】

　国民皆保険とは，文字どおりすべての国民が何らかの公的な医療保険制度に加入していることである。医療保険のシステムは民間の保険でも可能であり，

＊　テキスト第4巻第2章論点1参照

事実アメリカのように民間保険が中心の国もある。また税金として必要な負担を国民に求めるしくみもあり得る。しかし日本は，病気やけがという国民全体が普遍的に有するリスクを，個人ではなく相互扶助で分散するために国民皆保険を維持している。

　自由開業医制とは，広く解釈すると，①病院や診療所が民間主導で要件さえ満たせば比較的自由に設立できること，②原則として患者はどの医療機関にも自由に受診できること，③患者に対し具体的にどのような医療サービスを提供するかは医療の専門家に委ねられていること，④医療機関の組織運営の内容はその医療機関に委ねられていること，と考えられる。

d）その他

　その他，公害健康被害，原爆被害，医薬品副作用被害を受けた者についても制度が用意されている。また，日本人の死因第1位のがんについては**がん登録推進法**により，病院や診療所のデータと市町村からの死亡情報を国に集約し，生存率の計算や対策立案のための調査研究の基礎データを整理している。

C　法と法体系の実践的な理解

　医療を法体系で見ると，医療保険制度全体のあり方を示す健康保険法等をベースにしながら，そのサービス提供の形を定める医療法等，そしてサービス提供をする人を定める保健師助産師看護師法などの身分法によって成り立っている。

　看護基礎教育では身分法について詳しく学ぶ機会があるが，実際に医療機関の臨床で働いているとその知識はなかなか活かしにくい。なぜなら専門職としての実際の仕事は，身分法だけでなくむしろ医療法や健康保険法等によって規定され，また方向づけられているほうが多いからである。たとえば「診療の補助」や「療養上の世話」について机上で定義づけを行ったとしても，医療法や健康保険法の限界により，看護職の数が少なければ，実際に行われる仕事は定義どおりにはできない。看護職が少なく看護補助者が多い医療機関では，保健師助産師看護師法により業務独占されている「療養上の世話」の一部が「看護師の指示のもとで」という名目で，実際には看護補助者によって行われている場合があるようだ。

　このように，自分たちの業を考えるときには，身分法の理解だけでは不十分で，自分たちが置かれている法環境全体を理解し，遵法的な解決の方途を主体

的に考える必要がある。

　また，それぞれの法律を理解する際も，これまでの記述のように制度を机上で整理するだけでは実践的とはいえない。さまざまな制度について語れることより，たとえば病棟に「近隣の医療・介護施設および担当者連絡先リスト」といった，実践的なツールをつくっておくことが大切である。少なくとも看護単位ごとに，近隣の施設や訪問看護ステーションなどの事業所，保健所や福祉事務所などの連絡リストを用意し，担当患者の入退院の際に関連するところがありそうなら電話やメールで問い合わせてみるといった取り組みをすべきであろう。

論点2：医療保険・介護保険とその財源

A　国民医療費，介護保険給付費

（1）国民医療費と介護保険給付費の推移

　臨床現場を預かる看護職にとっては，医療費をコントロールすることより質の高いケアを提供するための体制整備を優先してほしいところであるが，先に述べたように，医療費総枠をどの水準に置くかということこそが，医療保障に関する国の最も重要な課題となっているのが現実である。

　国民医療費とは国内の医療機関等における傷病の治療に要する費用を推計したものである。この額には診療費・調剤費・入院時食事療養費・訪問看護療養費等のほかに，健康保険等で支給される移送費等が含まれる。しかし，医療費の範囲を傷病の治療費に限っているため，①正常な妊娠や分娩等に要する費用，②健康の維持・増進を目的とした健康診断・予防接種等に要する費用，③固定した身体障害のために必要とする義眼や義肢等の費用，④老人保健施設における食費，おむつ代等の利用料は含んでいない。また，患者が負担する入院時室料差額分，歯科差額分等の費用も計上されない（**図2-1**）[1]。

　国民医療費は，今まででもそして今後もしばらくは増え続けると考えられている。なぜなら，人口構成の高齢化によって医療を必要とする可能性の高い高齢者が増えるからである。このことをふまえ，現在とられている政策の基本方針は，「医療費の抑制」をすることではなく，「医療費の伸びの抑制」をすることによって財政と給付のバランスをとるというものである。この「伸びの抑制」政策の結果，毎年度の予算編成において，十分な医療費を確保したいという医療現場の声と国民負担の増加を抑えたいという財政当局との間で，厳しいやりとりが行われている。

　しかしバブル経済の崩壊以降，国民所得も伸び率を下げており，その結果，国民所得に対する国民医療費の割合は増え続けている。2000（平成12）年の介護保険制度開始によって，国民医療費の一部が介護保険の給付に移行したため，2000年度の国民医療費は初めて対前年度比でマイナスとなったが，介護保険給付費を合わせて考えると，結局大きな伸びとなった。その結果，医療＋介護で考えた場合の国民所得に対する割合は，2021（令和3）年度で14.2％にまで上昇している（**図2-2**）[1,2]。

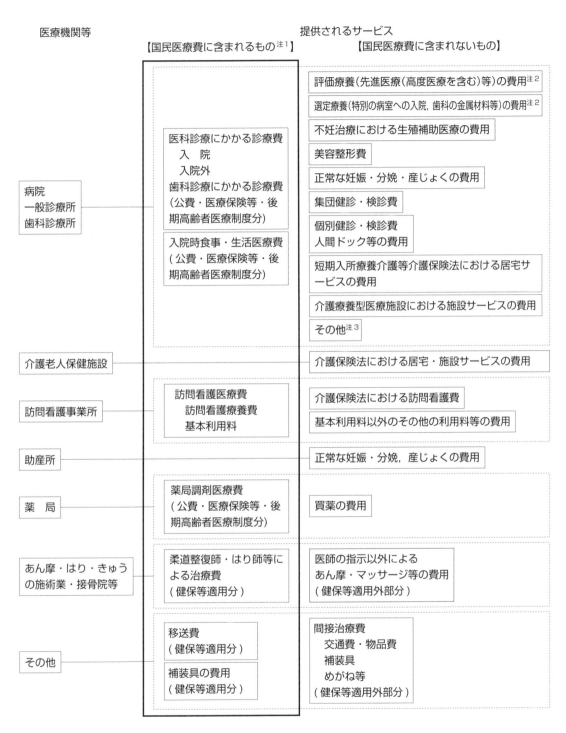

医療機関等　　　　　　　　　　　　　　提供されるサービス
　　　　　【国民医療費に含まれるもの注1】　　　　【国民医療費に含まれないもの】

病院
一般診療所
歯科診療所

医科診療にかかる診療費
　入　院
　入院外
歯科診療にかかる診療費
（公費・医療保険等・後
期高齢者医療制度分）

入院時食事・生活医療費
（公費・医療保険等・後
期高齢者医療制度分）

評価療養（先進医療（高度医療を含む）等）の費用注2

選定療養（特別の病室への入院，歯科の金属材料等）の費用注2

不妊治療における生殖補助医療の費用

美容整形費

正常な妊娠・分娩・産じょくの費用

集団健診・検診費

個別健診・検診費
人間ドック等の費用

短期入所療養介護等介護保険法における居宅サービスの費用

介護療養型医療施設における施設サービスの費用

その他注3

介護老人保健施設

介護保険法における居宅・施設サービスの費用

訪問看護事業所

訪問看護医療費
　訪問看護療養費
　基本利用料

介護保険法における訪問看護費

基本利用料以外のその他の利用料等の費用

助産所

正常な妊娠・分娩，産じょくの費用

薬　局

薬局調剤医療費
（公費・医療保険等・後
期高齢者医療制度分）

買薬の費用

あん摩・はり・きゅう
の施術業・接骨院等

柔道整復師・はり師等に
よる治療費
（健保等適用分）

医師の指示以外による
あん摩・マッサージ等の費用
（健保等適用外部分）

その他

移送費
（健保等適用分）

補装具の費用
（健保等適用分）

間接治療費
　交通費・物品費
　補装具
　めがね等
（健保等適用外部分）

注1：患者等負担分を含む。
注2：保険外併用療養費分は国民医療費に含まれる。
注3：上記の評価療養等以外の保険診療の対象となり得ない医療行為（予防接種等）の費用。
（厚生労働省：令和3年度国民医療費の概況）

●図2-1　　国民医療費の範囲

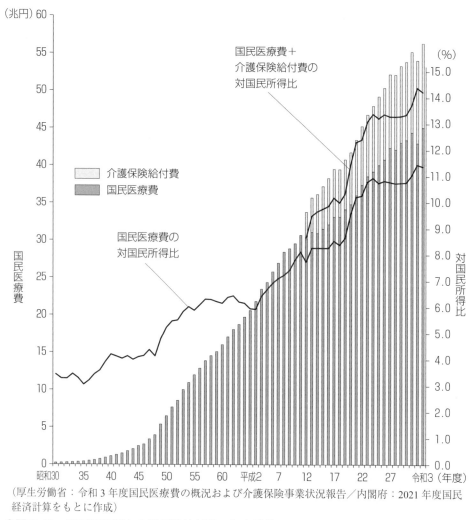

（厚生労働省：令和3年度国民医療費の概況および介護保険事業状況報告／内閣府：2021年度国民経済計算をもとに作成）

●図2-2 国民医療費と介護保険給付費の年次推移

（2）傷病別疾病別の国民医療費

　国民医療費を傷病分類別に見ると，循環器系疾患が18.9％（2021年度6兆1116億円）を占めており最も多い。次には，悪性新生物等が続く。65歳未満と以上では上位5疾患の順位等が異なる（**図2-3**）[3]。高齢者とそうでない者に対するに医療のあり方は，ある程度分けて考えなければならない。

（3）国民医療費のOECD諸国との比較

　医療費の伸びの抑制政策を進めるためには，国民1人当たりの医療費を抑制していくことが必要である。ところが，この国民1人当たりの医療費（公費，私費含む）をOECD諸国と比較すると，日本は38国中で18番目と，現水準で

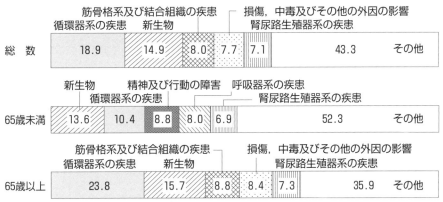

注１：傷病分類は ICD-10（2013 年版）に準拠した分類による。
注２：「その他」とは，上位５傷病以外の傷病である。
（厚生労働省：令和３年度国民医療費の概況）

●図2-3　傷病別疾病別国民医療費

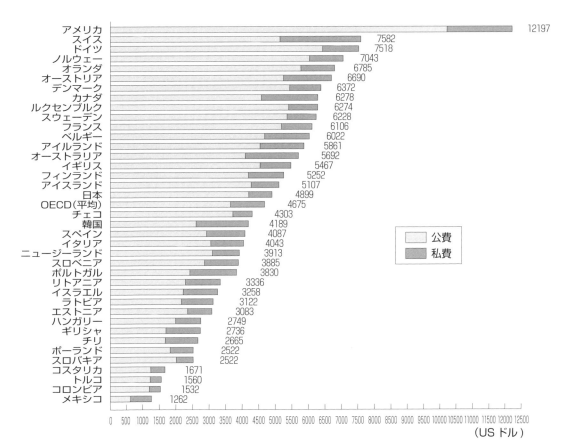

＊　ニュージーランドは 2018 年のデータ，オーストラリアは 2020 年のデータ，ノルウェー，カナダ，スウェーデン，日本，ニュージーランド，イスラエルは暫定値。

（OECD Health Statistics 2023）

●図2-4　OECD 諸国の１人当たりの医療費（2021 年）

●表2-2 日本の医療提供体制の諸外国との比較（2017年）

	平均在院日数	人口1,000人当たり病床数	病床100床当たり医師数	病床100床当たり看護職員数
日本	28.2	13.1	18.5	86.5
ドイツ	8.9	8.0	53.1	161.6
フランス	9.9	6.0	52.8	175.3
イギリス	6.9	2.5	110.8	308.5
アメリカ	6.1	2.8	93.5	419.9

（厚生労働省：医療分野についての国際比較（2017年）をもとに作成）

さえ決して高くないことがわかる（**図2-4**）[4]。公費分だけで比較しても16番目であり，やはりそれほど高くはない。特に1人当たりの公費医療費が決して高くない状況で，わが国は平均寿命，健康寿命*，そして乳児死亡率などの健康指標で世界トップレベルを誇る。世界的に見れば，少ない医療費で最も健康を達成している国が日本である。しかしこの経済的な効率性の高さは，**表2-2**[5]のように，諸外国に比べ少ない病床当たりの医療従事者数，長い平均在院日数など，医療従事者や患者の努力と我慢によって支えられているといえよう。疲労した医療者が臨床現場から離れ，病床をやむなく閉鎖する病院もある。「医療崩壊」という言葉が最近しばしば使われるようになってきた。

B 医療保険制度

　医療保険制度は過去幾度となく見直されて今日に至っており，医療のあり方にまで影響を与えている。

（1）医療保険制度の歴史

　日本の医療保険制度は，明治時代，資本主義社会が発展期に入り，一方で労働運動の高まってきた中で，1922（大正11）年に被用者を対象とした健康保険制度が創設されたことに始まる。その後1938（昭和13）年には自営業者・農業者を対象にした国民健康保険制度，翌年には船員を対象とした船員保険法が相次いで制定された。さらに，戦後一時的に壊滅的な状態となりながらも1948（昭和23）年に共済組合法が制定され，そしてついに1961（昭和36）年に，自営業者や農業者等がすべて国民健康保険に加入することが義務づけられたことにより，「国民皆保険」が達成された（p.55の**表2-3**参照）[6]。

　その後は医療保険制度の内容の充実が図られていった。1968（昭和43）年には国民健康保険でそれまで5割だった給付を7割に引き上げた。さらに1973

* 健康寿命：健康に過ごせる人生の長さを表し，平均寿命から日常生活を大きく損ねる病気やけがの期間を差し引いて算出する。
　「健康寿命」の長い国：①日本74.1歳，②シンガポール73.6歳，③以下，韓国73.1歳など（WHO「Healthy life expectancy Data by country」2019年データより）

(昭和 48)年には老人医療が無料化され，また高額療養費が創設された。

　歴史を振り返ってみると，この頃が保険制度が拡大発展してきた最盛期であった。1980 年代後半からは，人口の高齢化による給付の増加や経済の低成長化による保険収入の落ち込み等を理由に，医療保険制度は厳しくなる傾向が続いている。給付率は徐々に下がり，2002 (平成 14)年 10 月からは老人医療の給付が 9 割〜 8 割となり，2003 (平成 15)年 4 月には，最高で被保険者本人 9 割負担まで達成していた政府管掌健康保険の給付率が 7 割まで引き下げられることになった。

　2008 (平成 20)年 4 月からは，老人保健制度の代わりに高齢者医療制度が始まった。特に 75 歳以上の高齢者については独立した医療制度になった。

（2）医療保険制度の特徴

　日本の医療保険制度の特徴は，①国民皆保険，②フリーアクセス，③現物給付の 3 点である。

a）国民皆保険

　すべての国民が公的医療保険制度の加入者となり，医療保険制度が医療サービスの費用を保障することを**国民皆保険**という。国民皆保険は日本の医療保険制度の最大の特徴といってよい。

　そもそも病気やけがはすべての国民が有するリスクであり，いつどこで起きるかわからない不確実性の高いものである。このリスクには個人個人で対応することも可能であり，現に生命保険や損害保険の疾病特約等の民間保険がその役割を果たしている。またアメリカのように，医療先進国でありながら，人口の 2 割近くもが公的医療保険制度に未加入なままである国もある。

　しかし，病気やけがのリスクは年齢や生活などにより個人差があり，その差を自由加入の保険に任せると，保険者側は健康な人に加入してもらい病弱な人は排除したり高額な保険料を徴収する傾向が生じ，また加入者側は健康なときは加入せず病弱になれば加入するという傾向となる。このため適正な保険集団が形成されなくなる可能性が高くなる。これではすべての国民が必ずしも「健康で文化的な最低限度の生活を営む」ことができなくなるため，わが国では国民全員に公的医療保険への加入を強制する国民皆保険制度をとっている。

b）フリーアクセス

わが国では，自分がかかりたい医療機関を自由に選択することができるフ

リーアクセスの原則がある。先の皆保険とこのフリーアクセスの保証によって，国民はいつでも安価に医療を受けることができる。しかし，医療に関する情報を国民が完全に理解しているわけではないために，必ずしも質の善し悪しで医療機関が選択されているわけではなく，かえって大病院等に患者が集まり待ち時間が増えるといった問題の遠因となっている。

　また，わが国では，設備や人員の一定の要件を満たせば比較的自由に医療機関を開設できる。訪問看護ステーションも同様である。その結果，設置主体の多くが医療法人等の民間となっている。ちなみに，訪問看護ステーションの設置主体は90％以上が民間である（令和3年介護サービス施設・事業所調査の概況）。

c）現物給付

　医療保険制度では，患者に対してかかった費用を現金で支払うのではなく，医療機関が患者に提供したサービスの対価を診療報酬という形で医療機関に支払うこととしている。患者から見れば，医療保険によって受け取るものが現金ではなくサービスそのものに見えるため，このしくみを**現物給付**という。現物給付は患者に対する請求事務が最小限に抑えられ効率のよいシステムであるが，その一方で，受けたサービスと費用の関係がわかりにくく「医療サービスは安い」という意識につながっているとの批判もある。

（3）医療保険制度の種類

　国が提供する医療に関する保障制度は，大別すると，①医療保険，②高齢者医療，③公費負担医療，の3つとなる。

a）医療保険

　医療保険は，職域保険と地域保険に分類される（**図2-5**）。

　職域保険は，5人以上の従業員をもつ中小企業を対象とした**全国健康保険協会管掌健康保険（協会けんぽ）** *，700人以上の大企業の**組合管掌健康保険**，そして国家公務員，地方公務員，私立学校の教職員を対象とした**共済組合**，船員を対象とした**船員保険**がある。職域保険の保険料は，約半分を事業主が負担し，残りを従業員が支払う。

　地域保険は，都道府県と市町村が保険者となり運営している**国民健康保険** **と自営の5人未満の事業所を対象とし運営されている**国民健康保険組合**からなる。なお，退職し職域保険の対象者から外れた者が老人保健制度の対象

＊　2008年10月，運営主体の変更により「政府管掌健康保険」から名称変更
＊＊　2018年4月より制度の見直しがなされ，都道府県の機能が強化される。

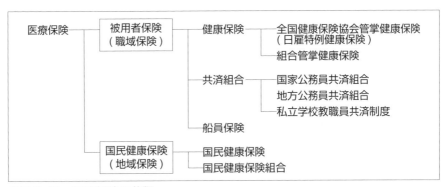

●図2-5　医療保険の分類

となるまでの間を対象とした**退職者医療制度**があったが，2015（平成27）年3月末に廃止された＊。国民健康保険は加入する住民が支払う保険料と市町村の負担金および国・都道府県からの補助金によって運営されている。

b）高齢者医療

　高齢者の医療は**高齢者の医療の確保に関する法律**に基づき行われている。この法律はもともとは「老人保健法」として，予防から医療，リハビリテーションまでの高齢者に対するサービスの一本化を図るために1982（昭和57）年につくられ，健康教育，健康診査，医療，機能訓練，訪問指導などを進めてきた。

　「高齢者の医療の確保に関する法律」における医療は，すべての医療保険の加入者のうち，75歳以上，および65歳以上の寝たきり等の障害のある者が対象となる。

　高齢者医療に関する費用は国民全体で負担するという考えから，国，都道府県，市町村，各医療保険の保険者，患者が応分に負担するため，公費および各医療保険の保険者からの支援金が大半を占めている。

　高齢化の進展に伴い，医療費全体に占める高齢者医療費の割合は増える傾向にあり，費用を負担する保険者にとっても支援金の負担が大きくなり，保険財政悪化の大きな原因となっている。

c）公費負担医療等

　特別の疾患や状態を対象とした公費負担医療制度がある。医療保険と併用する場合は，保険が優先され，その余り部分を公費で負担するものが大半である。

　またほかにも，労働者災害補償保険，公害健康被害補償制度，自動車損害賠償責任保険等がある。これらは上記の医療保険制度や公費負担制度とは別に労働災害や公害被害者と認定された場合に適用される医療保障である。

d）自由診療

　以上の保険や公費の諸制度を一切使わず，医療にかかった費用を自費で支払うことを自由診療という。美容整形やレーザー治療による視力矯正など一部で自由診療を行っている。看護職では，独自で開業して利用者と直接契約によりサービスを提供している例などがわずかに見られるが，一般的にはほとんど行われていない。

（4）給付の割合

　医療保険における療養の給付に関しては，2008年4月から義務教育就学前で8割，6歳以上70歳未満で7割である。そして70歳以上75歳未満で8割（一定以上の所得がある者に対しては7割）の給付となっている。75歳以上および65歳以上で寝たきり等の人は**後期高齢者医療制度（長寿医療制度）**の対象となり，9割（一定以上の所得がある者に対しては7割）である。訪問看護療養費は療養の給付と同様の基準で給付される。

　給付の範囲外については患者が自己負担をする。

　また，自己負担が一定額より高額になった場合，超過分が後で返還（給付）される高額療養費制度が設けられている。一定額は自己負担限度額と呼ばれ，所得によって差がある*。

＊　2017年8月診察分から，70歳以上の現役並み所得者と一般所得者は医療費の自己負担上限が引き上げられた。2018年8月診察分からは，現役並み所得区分を細分化するなどしたうえで，さらに引き上げられた。

C　診療報酬

　診療報酬は，医療保険制度において，保険者が保険医療機関に対し報酬を支払う際の基準である。この基準は診療報酬点数表にまとめられている。

（1）診療報酬の体系

　診療報酬体系は，**診療報酬点数表**でその具体的内容が示されているが，医科の場合大きくは「基本診療料」と「特掲診療料」に分けられる（図2-6）（図2-7）。

　基本診療料は，外来での初診料，再診料，短期滞在手術等基本料，看護職員処遇改善評価料および入院料等からなる。これらは初診，再診，入院にあたっての基本的なサービスを評価するものであるため，個々の行為ごとに細分化して評価することはなく，一連のサービス全体を包括して評価している。そのため，1回の診察や1日の入院当たりでまとめた点数設定となっている。

　入院料は，「入院基本料」「入院基本料等加算」「特定入院料」からなる。こ

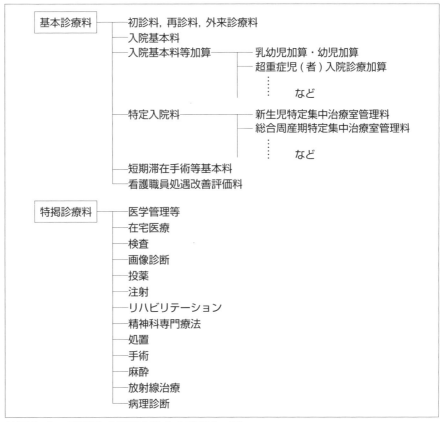

●図２-6　医科診療報酬点数表の体系（一部）

第２章　特掲診療料
第10部　手術料

第２款　筋骨格系・四肢・体幹
　　　　　（筋膜，筋，腱，腱鞘）
K023　筋膜切離術，筋膜切開術　　　　　　　　　940 点
K024　筋切離術　　　　　　　　　　　　　　　3,690 点
K025　股関節内転筋切離術　　　　　　　　　　6,370 点
K026　股関節筋群解離術　　　　　　　　　　 12,140 点
K026-2　股関節周囲筋腱解離術（変形性股関節症）　16,700 点
K027　筋炎手術
　　　1　腸腰筋，殿筋，大腿筋　　　　　　　　2,060 点
　　　2　その他の筋　　　　　　　　　　　　　1,210 点
K028　腱鞘切開術（関節鏡下によるものを含む。）　2,050 点
K029　筋肉内異物摘出術　　　　　　　　　　　3,440 点
K030　四肢・躯幹軟部腫瘍摘出術
　　　1　肩，上腕，前腕，大腿，下腿，躯幹　　7,390 点
　　　2　手，足　　　　　　　　　　　　　　　3,750 点

●図２-7　医科診療報酬点数表（一部）（点数は 2022 年度現在）

の中で最も多くの病棟・病院で適用されているのが入院基本料である。

　入院基本料は，一般病棟，療養病棟，精神病棟など病床種別ごとに設定されており，そのランクは入院患者数に対する看護職員の配置数によって，まずもって規定されている。ほか，「重症度，医療・看護必要度」によって点数が上下し，平均在院日数などの要件を満たすかどうかで算定の可否が決まる。

　同じ入院基本料を算定する病棟に入院している限り，病状や治療内容が異なっても，すべての患者が同じ入院基本料を算定する。

　特掲診療料は，個々の行為や技術ごとの点数であるため1回当たり何点と算定するのが大半である。このような支払い方式を**出来高払い方式**と呼ぶ。

　特掲診療料は，**図2-6**のように大きく13部に整理されているが，その細目を見ると，それぞれの医療技術やサービスごとに細かく点数が決められている。指導管理等や在宅医療に関する点数には看護職が中心となって行われるものも多い。

（2）診療報酬の性格

①診療報酬点数表は，医療サービスの具体的な内容や範囲を規定している

　診療報酬点数表は「健康保険法の給付に要する費用の額の算定基準」であるため，医療サービスの内容とその点数が示されている。たとえてみると，飲食店でいうその店で出せる料理とその価格が示された「メニュー」のようなものである。

　診療報酬点数表に示されていないサービスは，保険者に対する請求ができない。そのために，先駆的な治療方法が点数表に載っていないから保険が利かず全額自費で支払わなければならないというような事態が生じる。そうなると多額の患者負担が生じるため，ほとんどの医療機関がこのような治療を行わない。つまり，診療報酬点数表は事実上，保険医療機関が提供するサービスの内容を規定しているといってよい。

②診療報酬点数表は，医療サービスのおおよその価格を規定している

　診療報酬点数表には個々のサービスの点数が書かれており，どの医療行為を行えば医療機関の収入がどのくらいとなるかの精算基準になっている。ただし点数は厳密な原価計算に基づいていない。あいまいさをなくすためには全国の医療機関のすべてがサービスや給与などを統一しない限りは無理であるし，しかし過度に統一しようとするのは，自由経済国家にはふさわしくないだろう。よく，看護職員配置基準が10対1の入院基本料の点数では看護職員の人件費を出せない等の声が聞かれるが，本来，看護職員の人件費をどうするかは診療

報酬の点数で決められることではなく，医療機関全体の収入や支出を見ながら経営陣が決めることである。

③診療報酬は医療機関の最大の収入源である

医療機関にとって，診療報酬点数表に規定されたルールに基づき得られる収入は，一般病院で約95％，精神科病院で約98％（第24回医療経済実態調査の報告）をも占める。

したがって医療機関は診療報酬がどのように改定されるかに非常に関心をもつし，その動向によって医療機関が提供するサービス内容は変化する。1990年代には看護に深く関係する入院料や在宅医療の点数の改定が順調であったため，医療機関における看護サービスの充実が図られた。しかし2000年代には診療報酬の改定幅がマイナスになるなど，医療機関経営にとって厳しい状況が生じた。

（3）診療報酬の改定

診療報酬の改定は通常2年に1回行われる。改定の目的は，①点数を物価の動向や賃金動向に合わせるため，②資源配分のゆがみを是正するため，③医療政策を推進するため，の3つに整理できる。

①点数を物価の動向や賃金動向に合わせるため

物価や賃金が上昇しているのに診療報酬の点数が変わらなければ，医療機関の経営は悪化する。そのためインフレ期には診療報酬は改定のたびに引き上げられる。しかし最近のデフレ期では，物価や賃金は下落し，そのうえに医療保険財政が悪化したため，2002（平成14）年から2008（平成20）年まで4回連続でマイナス改定となった*。

*　2020年度診療報酬改定(本体)は，＋0.55％であった。しかし，薬価等が引き下げられ，医療機関から見ると実質マイナスとなった。

②資源配分のゆがみを是正するため

たとえば，従来より精神医療領域は診療報酬点数が低く，医療サービスの充実が進まなかったとの指摘があった。そこで2002年の改定では，精神医療の充実が改定方針に盛り込まれ，点数の充実が図られた。

③医療政策を推進するため

前述のように診療報酬は医療機関の最大の収入源であるため，医療機関は診療報酬の改定動向に敏感に反応し，サービスの内容を変える。この性格を利用し，推進すべき医療政策に合う点数を重点的にアップさせることで，医療機関はそのようなサービス提供を充実させる。たとえば最近では，医師不足等により小児科の閉鎖が目立ち，地域によっては小児医療が過疎となっているため，小児科を充実させるとの政策方針のもとで，小児科関連の点数が充実した。

（4）診療報酬改定の手順

　　診療報酬の改定は通常2年に1回行われ，薬価改定は4月1日に，薬価以外の改定は6月1日に実施される*。

　　改定年の前年の6月には**医療経済実態調査**が行われ，病院や診療所の経営実態が調査される。この結果に基づき診療報酬全体の改定幅の原案が決められるが，引き下げたい支払い側と引き上げたい診療側で意見が食い違い，政治決着となることが多い。

　　改定幅の原案や実際の点数表に関する意見を取りまとめるのが厚生労働大臣の諮問機関である**中央社会保険医療協議会**，通称**中医協**である。中医協は診療を行う専門家を代表する医師会らの委員7人，診療報酬を支払う保険者の委員7人，公益を代表する学識経験者の委員6人，そして10人以内の専門委員からなる。看護職能にとって，中医協に看護職の代表を送ることが1958（昭和33）年の診療報酬制度創設以来の課題となっていたが，2003（平成15）年12月から専門委員が1人いる。

（5）診療報酬に関する文書

　　診療報酬に関する文書は，告示，通知，疑義解釈，Q＆Aなどから成る。内容によって書かれている文書が異なるので，全貌を知るためにはすべての文書を体系的に把握しておかなければならない。

　　告示には点数の概要と金額が決められている。局長通知では，告示の内容がより具体的に書かれている。さらに課長通知は，あらかじめ届出をしなければならない事項について，その届出の取り扱いについての書式も含めて具体的に規定している。さらに，告示や通知に基づき算定や届出が行われた結果，より明確に規定しなければならないものや文書の解釈がわかりにくいものについては，疑義解釈やQ＆Aという文書が発表される。

　　このように何段階にも分かれてさまざまな要件が規定されていることが，診療報酬体系を"わかりにくいもの"にし，また誤った請求を多くする原因にもなっている。もちろん，もっと簡素化すべきとの意見も多いが，簡素化すればするほど文章の解釈があいまいになり，不正な請求が増えることにもなる。

D　介護保険制度と介護報酬

　　高齢化の進展に伴って，寝たきりや認知症の高齢者が急速に増えることが見

込まれる。また，介護が必要な期間の長期化，介護する家族の核家族化や高齢化なども進んでおり，家族による介護では十分な対応が困難である。今日，介護問題は老後生活での最大の不安要因ともいえる。

このような背景のもとで，2000年に介護保険制度はスタートした。この制度は医療に対しても大きな影響を与えた。介護保険制度は**自立支援**を理念としており，利用者の主体性を強調した制度である。したがってすべてのサービス提供が，医療とは異なり，利用者と事業者の契約に基づいて行われる。たとえば訪問看護で看護計画を立てても，それは利用者の承諾がないと実施されない。患者の権利を重視する動きが医療でも見られ始め，インフォームド・コンセント，カルテ開示などが進められているが，実はこれらは介護保険制度では当然のように制度化されている。

（1）介護保険制度の理念

介護保険制度の特徴を一言で示すキーワードを挙げるなら，「自立支援」「予防」「医療との連携」「多様な事業体」「総合的かつ効率的」「居宅優先」などであろう。

「自立支援」とはまさしく制度全体の根幹を成す理念である。介護保険は「利用者本位の制度として自らの選択に基づいたサービス利用が可能」となる制度設計を旨としている。

「予防」は要介護状態になってからサポートを受けるより，要介護状態にならないほうが本人のQOLも財政もともによいという考えを示すものである。

「医療との連携」であるが，介護保険制度は，そもそも，ばらばらに提供されていた老人医療と老人福祉のサービスを統合しようとしたものである。

「多様な事業体」とは，株式会社等を含めた多様な民間事業体の参入促進が図られていることである。看護職の中にも株式会社や有限会社，またはNPO法人を設立し自営に取り組む姿も多く見られる。

「総合的かつ効率的」とは，ケアマネジメントに見られるように，サービスを統合して提供するしくみを中心に据えていることを示す。

「居宅優先」とは，自立した生活では，施設より自分の家がより自然ということである。

（2）介護保険のサービス

介護保険制度の被保険者は，①65歳以上の者(第1号被保険者)と，②40歳から64歳までの者のうち医療保険に加入している者(第2号被保険者)である。

被保険者が，①入浴，排せつ，食事等の日常生活動作について介護を必要とする状態（要介護状態）にある，あるいは，②虚弱な状態であって要介護状態とならないために適切なサービスを受けることが必要な状態（要介護状態となるおそれのある状態，要支援状態）である場合に，保険給付の対象となる。40歳から64歳までの人については，脳卒中，初老期の認知症など老化に伴って生じた要介護状態に限って保険給付を行う。

　要介護，要支援の状態は，利用者の判断やサービス提供者の診断により決まるのではなく，要介護認定という全国共通の判定方法によって決められる。要支援1・2，要介護1〜5のいずれかの状態であると認定されれば，利用者本人が選んだサービス（この際にケアプランを作成する）に対し，保険給付が行われる（図2-8）[7]。

　介護保険の給付の対象となるサービスは，**表2-4**[8]のとおりである。ただし施設サービスは要介護状態でないと入所できない*。

（3）介護報酬の考え方

　診療報酬は正式な用語だが，介護報酬は正式な用語ではなく，**介護給付費**が正しい。しかし通例では介護報酬と呼ばれている。診療報酬と同様に，単位数表（診療報酬は「点」を単位とするが，それを介護報酬は「単位」という）によって規定されている。ただし，診療報酬の場合1点＝10円と固定されているが，介護報酬の場合，地域やサービスの種類によって1単位＝10円〜11.40円まで幅がある**。また，居宅サービスには要介護度別に給付の上限がある。これを**支給限度額**と呼ぶ（**表2-5**）。

（4）医療保険にない介護保険の特徴

　介護保険はその理念の違いから，医療保険にない制度上の特徴をもっている。そのうち，実際の給付に関係するものをまとめてみると以下のようになろう。

・医療保険の給付は疾病や傷病があれば誰でも受けられるが，介護保険の給付はたとえ介護が必要でも要介護認定を受けないと受けられない（フリーアクセスの制限）。

・医療保険ではかかった費用の全額が給付の対象となる原則があるが，介護保険では区分支給限度額を設けて保険給付の範囲を限定し，それを超えるサービスを全額自己負担としている。

・医療保険ではサービス提供のやり方は医師や看護師など専門職の判断に大きく委ねられているが，介護保険では，ケアマネジャー（介護支援専門

＊　2015年4月より特別養護老人ホームへの入所は原則として要介護3以上に厳格化

＊＊　地域別・人件費割合別（サービス別）に1単位当たりの単価を割り増しする「地域区分」は，2016（平成28）年11月に厚生労働省による見直し案が了承され，2018（平成30）年度介護報酬改定時に施行された

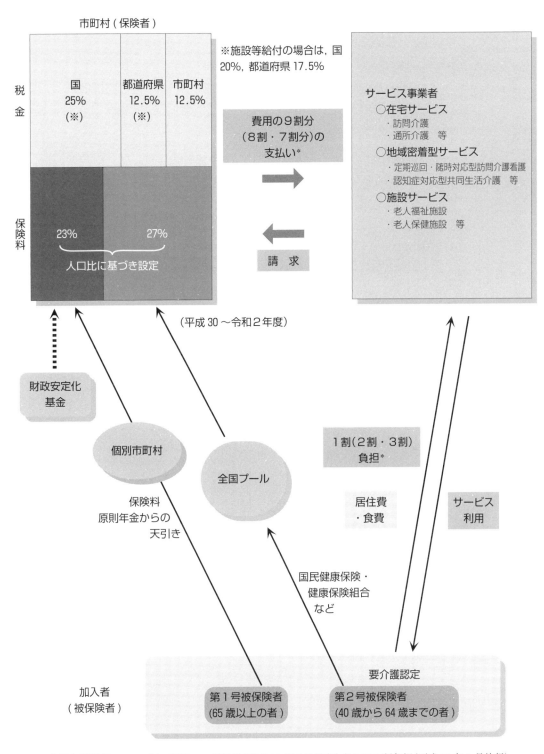

＊　一定以上所得者については，費用の２割負担（平成 27 年 8 月施行）または 3 割負担（平成 30 年 8 月施行）。
（厚生労働省：介護保険制度の仕組みより一部改変）

●図2-8　介護保険制度の全体像

●表2-4　介護保険の給付の対象となる主なサービス

	予防給付におけるサービス	介護給付におけるサービス
都道府県・指定都市・中核市が指定・監督を行うサービス	◎介護予防サービス 【訪問サービス】 ○介護予防訪問入浴介護 ○介護予防訪問看護 ○介護予防訪問リハビリテーション ○介護予防居宅療養管理指導 【通所サービス】 ○介護予防通所リハビリテーション 【短期入所サービス】 ○介護予防短期入所生活介護 ○介護予防短期入所療養介護 ○介護予防特定施設入居者生活介護 ○介護予防福祉用具貸与 ○特定介護予防福祉用具販売	◎居宅サービス 【訪問サービス】 ○訪問介護 ○訪問入浴介護 ○訪問看護 ○訪問リハビリテーション ○居宅療養管理指導 【通所サービス】 ○通所介護 ○通所リハビリテーション 【短期入所サービス】 ○短期入所生活介護 ○短期入所療養介護 ○特定施設入居者生活介護 ○福祉用具貸与 ○特定福祉用具販売 ◎施設サービス ○介護老人福祉施設 ○介護老人保健施設 ○介護療養型医療施設 ○介護医療院
市町村が指定・監督を行うサービス	◎介護予防支援 ◎地域密着型介護予防サービス ○介護予防小規模多機能型居宅介護 ○介護予防認知症対応型通所介護 ○介護予防認知症対応型共同生活介護（グループホーム）	◎地域密着型サービス ○定期巡回・随時対応型訪問介護看護 ○夜間対応型訪問介護 ○認知症対応型通所介護 ○小規模多機能型居宅介護 ○看護小規模多機能型居宅介護 ○認知症対応型共同生活介護（グループホーム） ○地域密着型特定施設入居者生活介護 ○地域密着型介護老人福祉施設入所者生活介護 ○地域密着型通所介護 ◎居宅介護支援
その他	○住宅改修	○住宅改修

市町村が実施する事業	◎地域支援事業 ○介護予防・日常生活支援総合事業 　・介護予防・生活支援サービス事業　　・一般介護予防事業 ○包括的支援事業（地域包括支援センターの運営）　　　○包括的支援事業（社会保障充実分） 　・総合相談支援業務　　　　　　　　　　　　　　　　・在宅医療・介護連携推進事業 　・権利擁護業務　　　　　　　　　　　　　　　　　　・生活支援体制整備事業 　・包括的・継続的ケアマネジメント支援業務　　　　　・認知症総合支援事業 　　　　　　　　　　　　　　　　　　　　　　　　　　・地域ケア会議推進事業 ○任意事業

＊　2014年の介護保険法一部改正により，2017年4月から新しい介護予防・日常生活支援総合事業を全市町村が
　　実施することとされ，図は新しい介護予防・日常生活支援総合事業を実施する市町村を前提としている。
（厚生労働統計協会編：国民の福祉と介護の動向　2023/2024年版，厚生労働統計協会，2023，p. 189／高野龍昭：
これならわかるスッキリ図解介護保険，第3版，翔泳社，2018，p. 43等を参考に作表）

●表2-3　保険制度の変遷(p.56 へつづく)

1947 年（昭和22年）	健康保険法改正：労働者災害補償保険法制定に伴う業務上傷病に対する給付の廃止
1948 年（昭和23年）	社会保険診療報酬支払基金法制定，国民健康保険法改正：市町村公営原則―任意設立強制加入 国家公務員共済組合法制定
1953 年（昭和28年）	日雇労働者健康保険法制定，私立学校教職員共済組合法制定 健康保険法改正：療養給付期間を３年に延長
1954 年（昭和29年）	政管健保に初めて国庫負担導入(10億円)
1956 年（昭和31年）	公共企業体職員等共済組合法制定
1958 年（昭和33年）	国民健康保険法全面改正(国民皆保険の推進，被保険者５割給付)
1961 年（昭和36年）	**国民皆保険の実現**
1962 年（昭和37年）	社会保険庁の設置，地方公務員等共済組合法制定
1963 年（昭和38年）	療養給付期間の制限撤廃
1967 年（昭和42年）	健康保険法特例法制定(薬剤一部負担金の創設)
1968 年（昭和43年）	国民健康保険法７割給付完全実施
1969 年（昭和44年）	健康保険法薬剤一部負担金の廃止
1972 年（昭和47年）	老人福祉法の改正(老人医療のいわゆる無料化)
1973 年（昭和48年）	健康保険法改正：家族給付等７割に引き上げ，高額療養費制度の創設，政管健保の国庫補助の定率化
1977 年（昭和52年）	健康保険法改正：ボーナスを対象とした特別保険料の創設
1980 年（昭和55年）	健康保険法改正：入院時家族給付８割に引き上げ，標準報酬等級表上限弾力的改定，保険料率の上限改定
1982 年（昭和57年）	老人保健法制定
1984 年（昭和59年）	健康保険法等改正：本人１割自己負担，特定療養費の創設，高額療養費の改善，退職者医療制度の創設
1986 年（昭和61年）	老人保健法改正：一部負担金の改定，加入者按分率の引き上げ
1988 年（昭和63年）	国民健康保険法改正：高医療費市町村における運営の安定化
1990 年（平成２年）	国民健康保険法改正：国庫助成の拡充と財政調整機能の強化，老人保健拠出金に対する国庫負担の合理化
1992 年（平成４年）	老人保健法改正：一部負担の引き上げ，物価スライドの導入(実施は平成７年度)，老人訪問看護制度の創設 健康保険法等改正：政管健保の中期財政運営方式の採用(保険料率の引き下げ，国庫補助率の引き下げ)，医療保険審議会の創設
1993 年（平成５年）	国民健康保険法改正：国民健康保険財政安定化支援事業制度化
1994 年（平成６年）	健康保険法等改正：療養の給付の見直し，付添看護・介護に係る給付の改革，訪問看護療養費の創設，入院時食事療養費の創設，出産育児一時金の創設，移送費についての給付の見直し，老人保健福祉審議会の創設
1995 年（平成７年）	国民健康保険法等改正：応益割合に応じた保険料軽減制度の拡充，高額医療費共同事業の拡充
1997 年（平成９年）	健康保険法等改正：被保険者本人２割負担の導入，外来薬剤一部負担の導入，政管健保保険料の引き上げ，老人保健制度一部負担の引き上げ，国保国庫負担(補助)の見直し，医療保険福祉審議会創設 介護保険法の成立
1998 年（平成10年）	国民健康保険法等改正：退職者に係る老人医療費拠出金負担の見直し，老人加入率上限の引き上げ，診療報酬の不正請求の防止に関する見直し，保険医療機関の病床の指定等に関する見直し
2000 年（平成12年）	健康保険法等改正：老人について定率１割負担制の導入，高額療養費制度の見直し(上位所得者の高額療養費の導入)，介護保険料率と保険料率法定上限の外枠化
2002 年（平成14年）	健康保険法等改正：７割給付で保険間の給付率を統一，外来薬剤一部負担の廃止，３歳未満の乳幼児の給付率を８割に改善，被用者保険の保険料の見直し，老人医療の対象年齢を75歳以上に５年間で引き上げ，老人医療費の伸びを適正化するための指針の策定等，市町村国保の広域化等を支援する基金の創設
2006 年（平成18年）	介護保険法改正：新予防給付の開始と地域包括支援センターの設置，要介護認定を「要支援１・２」「要介護１〜５」に変更，地域密着型サービスの開始
2008 年（平成20年）	新たな高齢者医療制度の創設：75歳以上の後期高齢者は独立した医療制度に，65歳から74歳までの前期高齢者の制度間の負担の調整，退職者医療制度の廃止
2012 年（平成24年）	介護保険法改正：24時間対応の定期巡回，随時対応型サービスや複合型サービスの創設，高齢者の住まいの整備，認知症対策の推進
2014 年（平成26年）	介護保険法改正：要支援者に対する地域支援事業の見直し，特別養護老人ホームの入所要件の強化，一定以上所得者の利用者負担の２割への引き上げ，低所得者の保険料の軽減拡充

●表2-3　保険制度の変遷(p.55からつづく)

2016年（平成28年）	健康保険法等改正：患者申出療養の創設，入院時の食事負担額の引き上げ，紹介状なしでの大病院受診の定額負担義務化，短時間労働者の適用拡大
2018年（平成30年）	介護保険法改正：自立支援・重度化防止に向けた保険者機能の強化，介護医療院の創設，高所得層への3割自己負担の導入，共生型サービスの創設
2019年（令和元年）	健康保険法改正：オンライン資格確認の導入，医療保険レセプト情報等と介護保険レセプト情報等とのデータベースの連結解析，高齢者の保健事業と介護予防の一体的実施，被用者保険の被扶養者等要件の国内居住の原則化
2020年（令和2年）	介護保険法等改正：地域住民の複雑化・複合化した支援ニーズに対応する市町村の包括的な支援体制の構築の支援，地域の特性に応じた認知症施策や介護サービス提供体制の整備等の推進，社会福祉連携推進法人制度の創設
2022年（令和4年）	健康保険法改正：出産育児一時金および家族出産育児一時金の金額の見直し，育児休業期間中の保険料免除の要件の見直し，傷病手当金の支給期間の通算化
2023年（令和5年）	健康保険法改正：出産一時金を50万円に引き上げ，後期高齢者医療制度の保険料上限の引き上げ，都道府県医療費適正化計画の充実と保険者協議会等の導入

（岩下清子，他：診療報酬〈介護報酬〉，第6版，日本看護協会出版会，2004，p.6-7に一部追加）

●表2-5　居宅サービスの区分支給限度額

要介護状態区分	居宅サービス（単位）
要支援1	5,032
要支援2	10,531
要介護1	16,765
要介護2	19,705
要介護3	27,048
要介護4	30,938
要介護5	36,217

　員)が介在し，利用者と合意したケアプランに基づき，サービスが提供されなければならない。
・医療保険では全国共通の基準によってサービス提供が定められているが，介護保険では市町村が独自に給付対象サービスを追加したり給付水準を引き上げるなど，保険者の自由裁量権が大きい。

論点３：保健医療福祉施設

　　保健医療福祉サービスの多くは，施設において提供されている。施設は全く自由に開設されるものではなく，最低の水準を保つために，目的や人員・設備構造・運営などに関する基準が定められているものがほとんどである。施設は多種多様であるが，ここでは医療施設と介護保険施設を中心にして話を進める。

（1）医療提供施設

　　医療を提供する施設は，病床数が19床以下の診療所，20床以上の病院，そ

●表2-6　病床種別ごとの主な基準

		一般病床	療養病床	精神病床		感染症病床	結核病床
定義 （医療法）		精神病床，感染症病床，結核病床，療養病床以外の病床	主として長期にわたり療養を必要とする患者を入院させるための病床	精神疾患を有する者を入院させるための病床		感染症法に規定する一類感染症，二類感染症，新型インフルエンザ等感染症，指定感染症および新感染症の患者を入院させるための病床	結核の患者を入院させるための病床
				1）内科，外科，産婦人科，眼科および耳鼻咽喉科を有する100床以上の病院，ならびに大学付属病院	2）1）以外の病院		
人員配置 （施行規則）		医師　　　16：1 看護職員　　3：1 薬剤師　　70：1	医師　　　48：1 看護職員　4＊：1 看護補助者4＊：1 薬剤師　　150：1	医師　　　16：1 看護職員　　3：1 薬剤師　　70：1	医師　　　48：1 看護職員　　4：1 薬剤師　　150：1 ただし看護職員5：1と看護補助者を合わせて4：1とする	医師　　　16：1 看護職員　　3：1 薬剤師　　70：1	医師　　　16：1 看護職員　　4：1 薬剤師　　70：1
構造設備（施行規則）	必置施設	・各科専門の診察室 ・手術室 ・処置室 ・<u>臨床検査施設</u> ・エックス線装置 ・調剤所 ・<u>給食施設</u> ・<u>消毒施設</u> ・<u>洗濯施設</u> 下線の施設は，外部委託の場合一部緩和	一般病床において必要な施設のほか ・機能訓練室 　（療養型病床群） ・談話室 ・食堂 ・浴室	一般病床において必要な施設のほか ・精神疾患の特性をふまえた適切な医療の提供および患者の保護のために必要な施設		一般病床において必要な施設のほか ・機械換気設備 ・感染予防のための遮断 ・一般病床の消毒施設のほかに必要な消毒施設	一般病床において必要な施設のほか ・機械換気設備 ・感染予防のための遮断 ・一般病床の消毒施設のほかに必要な消毒施設
	病床面積	6.4m²/床以上	6.4m²/床以上	6.4m²/床以上	6.4m²/床以上	6.4m²/床以上	6.4m²/床以上
	廊下幅	1.8m以上 （両側居室2.1m）	1.8m以上 （両側居室2.7m）	1.8m以上 （両側居室2.1m）	1.8m以上 （両側居室2.7m）	1.8m以上 （両側居室2.1m）	1.8m以上 （両側居室2.1m）
		既設1.2m以上 （両側居室1.6m）	既設1.2m以上 （両側居室1.6m）	既設1.2m以上 （両側居室1.6m）	既設1.2m以上 （両側居室1.6m）	既設1.2m以上 （両側居室1.6m）	既設1.2m以上 （両側居室1.6m）

＊　事実上，5：1であっても診療報酬は算定できる。

れに助産所，老人保健施設，訪問看護ステーションがある。

　病院の中で，大学病院等，特に高度な医療を提供し医療技術の開発や医療従事者の研修などを行う病院を**特定機能病院**という。また，ほかの病院や診療所から紹介された患者に対する医療の提供や，器機や設備を自院に所属しない医師等と共同利用し，また地域の医療従事者向けの研修を行う病院を**地域医療支援病院**という。

　一方，病院の病床は，**一般病床，療養病床，精神病床，感染症病床，結核病床**に区分される。それぞれの人員配置・構造設備基準を**表2-6**にまとめた。

　さらに，医療法等による病床の区分だけでなく，診療報酬点数の算定によって，事実上病床が機能分化される。特に**特定入院料**は算定する病床の役割や備えるべき人員設備等を規定するため，理解しておくことが必要である。

　2021（令和3）年10月1日時点で，一般病床は88万6056床，療養病床は28万4662床あるが，療養病床減少が進んできている。また精神病床は32万3502床であるが，厚生労働省は2020年度までに2万8000人〜3万9000人の入院患者を減らす目標を立て，計画的に実施してきたことから，今後さらに減少していくと考えられている。

　入院中の患者の平均在院日数*も短縮傾向にある。一般病床では2021年で16.1日である。ただし都道府県別に見ると6日以上の差が見られる。また精神病床では都道府県によって2倍以上の差がある（**図2-9**[9)]，**図2-10**[9)]）。

*　平均在院日数：（一般病床の場合）延べ入院患者数／［（入院患者数＋退院患者数)/2]。入院患者の在院日数の平均値を示すものではなく，一定期間の入退院の数によって数値が変わることに注意しなければならない。平均在院日数が短くなるということは，長期入院の患者が少なくなることではなく，入退院の数が増えるということであり，看護スタッフには入退院業務の増加による業務繁忙度の増大を意味する。

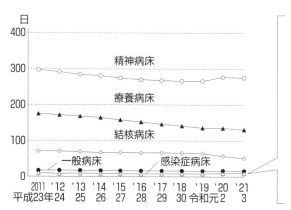
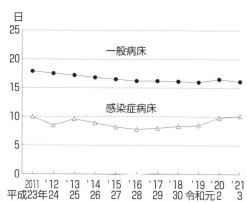

注1：熊本地震の影響により，平成28年4月分の報告において，熊本県の病院1施設(阿蘇医療圏)は，報告がなかったため除いて集計した。
注2：平成30年7月豪雨の影響により，平成30年7月分，8月分の報告において，広島県の病院1施設(尾三医療圏)は，報告がなかったため除いて集計した。
注3：令和2年7月豪雨の影響により，令和2年6月分，7月分の報告において，熊本県の病院1施設(球磨医療圏)は，報告のあった患者数のみ集計した。
（厚生労働省：令和3年医療施設（動態）調査・病院報告の概況）
●**図2-9　入院患者の平均在院日数**

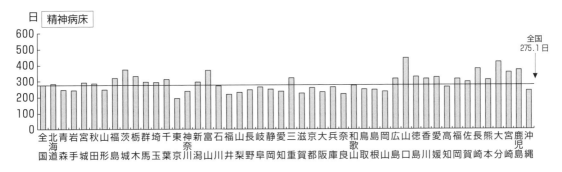

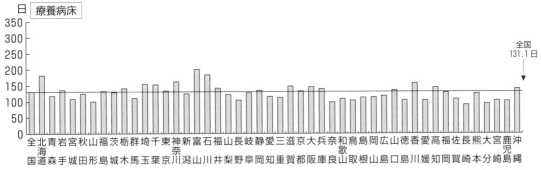

注：令和2年7月豪雨の影響により，令和2年6月分，7月分の報告において，熊本県の病院1施設(球磨医療圏)は，報告のあった患者数のみ集計した。

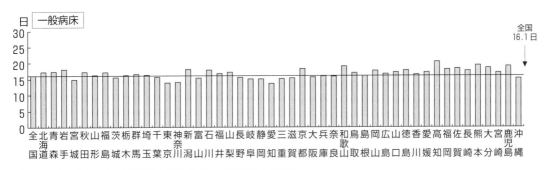

（厚生労働省：令和3年医療施設(動態)調査・病院報告の概況）

●図2-10　都道府県別平均在院日数

（2）介護保険施設の体系

　　介護保険制度による施設は，旧特別養護老人ホームである**指定介護老人福祉施設**，旧老人保健施設である**介護老人保健施設**，医療機関の介護保険適用病床である**指定介護療養型医療施設**，そして**介護医療院**がある。また，法令上は居宅サービスに分類されている認知症対応型共同生活介護事業所（グループホーム），特定施設入居者生活介護事業所（有料老人ホーム，ケアハウス）も，施設の一種と考えてよいだろう。

　　介護保険施設のそれぞれの設備構造・人員配置基準は**表2-7**のとおりであ

●表2-7　介護保険施設の設備構造・人員にかかわる指定基準

	指定介護老人福祉施設[*1]	介護老人保健施設[*1]	介護医療院		指定介護療養型医療施設[*1]
			Ⅰ型	Ⅱ型	
設備構造〈各省令より〉	1人当たり 居室面積　　　　10.65m² 1室定員原則1名[*2]	1人当たり 療養室面積　　　　8m²[*3] 1室定員4名以下	1人当たり 療養室面積　　　　8m²[*3] 1室定員4名以下		1人当たり 病室面積　　　　6.4m² 1室4床以下
	医務室，静養室 機能訓練室 食堂，浴室 介護職員室，看護職員室等	診察室，機能訓練室 食堂，浴室，談話室 レクリエーション・ルーム サービス・ステーション等	診察室，療養室 機能訓練室 食堂，浴室，談話室 レクリエーション・ルーム サービス・ステーション等		機能訓練室 食堂 浴室，談話室等
	廊下幅 片廊下　1.8m以上 両廊下　2.7m以上	廊下幅 片廊下　1.8m以上[*3] 両廊下　2.7m以上[*3]	廊下幅 片廊下　1.8m以上[*3] 両廊下　2.7m以上[*3]		廊下幅 片廊下　1.8m以上[*4] 両廊下　2.7m以上[*4]
人員基準〈入所者百人による〉	医師(非常勤可)　1人 看護職員　3人 介護職員　31人 介護支援専門員　1人 その他　生活相談員等	医師(常勤)　1人 看護職員　9人 介護職員　25人 理学療法士，作業療法士 　または言語聴覚士　1人 介護支援専門員　1人 その他　支援相談員等	医師　3人 看護職員　17人 介護職員　20人 介護支援 専門員　1人 その他　薬剤師 ・栄養士等	医師　1人 看護職員　17人 介護職員　17人 介護支援 専門員　1人 その他　薬剤師 ・栄養士等	医師　3人[*4] 看護職員　17人[*4] 介護職員　17人[*4] 介護支援専門員　1人 その他　薬剤師・栄養士等

＊1　ユニット型等の設備構造の基準等は別に定められている。
＊2　2012年4月より前に設置された施設は「4名以下」とする経過措置あり。
＊3　病床転換型ではこれより基準が緩められている。
＊4　2006年に創設された経過型ではこれより基準が緩められている。

●表2-8　介護保険施設の定員，在所者数，利用率

	介護老人福祉施設	介護老人保健施設	介護医療院	介護療養型医療施設
1施設当たりの定員(人)	69.6	87.0	62.5	32.5
1施設当たりの在所者数(人)	66.5	76.9	58.1	27.0
利用率(%)	95.5	88.3	92.9	83.2

（厚生労働省：令和3年介護サービス施設・事業所調査の概況）

る。4施設で看護職員の基準数が大きく異なるが，看護職員と介護職員を合わせるといずれも入所者100人につき34人以上（入所者数：職員数＝3：1以上）である。つまり，看護と介護の割合が，それぞれの施設の特徴を表しているともいえる。しかし，現場では看護と介護の違いは明確にあるとはいいがたく，各施設のそれぞれに異なる特徴を利用者がどれほど理解し，それを基に施設を選択しているかは疑問である。

　介護保険施設の定員数は，表2-8[10]に示すとおりである。利用率は介護療養型医療施設を除く3施設で9割前後である。

●病院の療養病床の今後の方向

　このコラムは，第１部を2004年５月に執筆し，第２部を2007年３月に，第３部を2011年１月に，第４部を2018年１月に加筆した。執筆時期の違う文章を並べたのは，政策は変化していくことを理解していただくためである。多少読みづらい部分があるかもしれないが，政策の一貫する部分と変化する部分を実感していただきたい。

第１部：2004年５月執筆分

　病院病床の機能分化を考えるとき，もはや介護保険施設の動向を抜きに考えることはできない。特に医療保険の療養病床については，一般病床との対比を考えるより，介護保険施設と比較しながら，自院の病床をどのように整備していけばよいのかについてを考えるべきである。

a）社会的入院の解消

　社会的入院という言葉がある。1970年代に病院病床が急増したことにより，治療が終了しても家庭の都合などにより入院を続ける患者を受け入れる余裕ができた。さらに当時は老人医療費が無料だったこともあり，費用負担なく入院を続けることができたため，このような社会的入院患者が急増した。

　しかしまもなく高齢社会の到来と保険財政の悪化が見込まれるようになった。本来医療に使うべきお金を社会的入院のために使ってよいのかという疑問が起こり，1980年代に入ると社会的入院を解消するための国の政策誘導が始まった。特に病院の収入の多くを占める診療報酬の入院料に，入院期間が長くなるほど点数を減らしていく**逓減制**を導入することによって，入院期間が長い患者が多い病院は収入が減るような制度とし，直接病院経営に圧力をかけた。しかし病院は，長期入院患者を別の病院に転院させるいわゆる**たらい回し**などの方法を編み出して対抗するなど，この政策誘導は完全な成果を挙げるに至らなかった。

　ところが，2002年４月の診療報酬の改定で，180度転換ともいうべき政策方針の転換が見られた。療養病床の入院料の「逓減制」が廃止されたのだ。病院で働く者にとっては正直にいうと長期入院患者のほうが入院したばかりの患者より手がかからない。逓減制が廃止されれば，経営上の観点からは，何も焦って患者に退院を促す必要もない。「国は社会的入院を容認したのか」と思われたのも無理はない。

　療養病床も病院である。病院とは基本的には患者を治療することが存在目的である。たとえ長期療養患者を対象とした病床でも，退院を目指し努力するのが病院であるはずだ。しかし逓減制の廃止は，この病院の基本的な役割を担う意欲を失わせるものとなり得る。

b）退院を目的としない施設

　一方，退院を目的としない施設がある。介護保険施設である。医療保険は"治療"を目的としているが，介護保険は"生活"のハンディキャップを減らすことを目的にしている。介護保険が"生活"を対象としている以上，介護保険施設も当然"生活"のための施設である。生活はその人が生きている限り続くのだから，生活のための施設に入所期間の制限があるのは原理的におかしい。したがって介護保険施設の入所料には当然逓減制はない。

　しかし，手がかかる人とかからない人の入所料金が同じなのは不公平だから，介護保険施設は入所者の要介護度によって料金が異なることになった。たとえば指定介護療養型医療施設（看護６：１，看護補助４：１）は，要介護５だと月額39.5万円だが要介護１だと34.2万円である。つまり介護保険施設の料金体系は，入所期間ではなく手間のかかり具合によって個別に決まる。

　ところで，先の療養病床であるが，逓減制の廃止と入れ替わるように，日常生活障害加算（１日40点）と認知症加算（導入時の名称は痴呆加算）（１日20点）が導入された。日常生活障害加算の対象は「障害老人の日常生活自立度（寝たきり度）判定基準」でランクB以上，認知症加算は「認知症である老人の日常生活自立度判定基準」でランクIIb以上の患者であり，該当する患者は個別に高い入院料となる。ちなみに介護保険の要介護認定は，日常生活障害度と認知症と医療の合算のようなものだから，これらの加算は要介護度に似ていることがわかる。

　つまり，報酬体系から見ると，療養病床と介護保険施設は，同じグループに属していると考えられる。

c）介護保険施設と療養病床の比較

　療養病床と介護保険施設の主な基準を比較すると，違いは，人員配置と１人当たりのベッド床面積である。とはいっても人員配置は，看護職員と看護補助者（介護職員）を合わせるといずれも100人当たり34人で同じであり，つまり，看護の資格をもつ者ともたない者の比率が異なるだけである。一方，床面積は療養病床は介護老人福祉施設の半分強であり，大きな差がある。

　残念なことに一般国民の中には，看護と介護の違いがよくわからないという人も多い。このような国民が

自分の入所先をもし選ぶとすれば，看護職員の比率より床面積の広さを優先するのではないだろうか。つまり，施設基準だけを見れば，療養病床は国民から選ばれにくい状況にあるといえる。

d）グループホームを目指し充実する介護老人福祉施設

介護保険は利用者の自立を支援することを理念としているため，施設への入所も「先生に言われたから」ではなく自分で選んで決めることを目標としている。したがって各サービス事業者は利用者から選んでもらえるように努力を欠かさない。

介護保険でいう施設サービスは，先の3種類だが，他に類似するサービスとして**グループホーム**がある。一応，在宅サービスの1つとして整理されてはいるが，実態は入所といえよう。グループホームは，個室と共有スペースから成り立っており，夜間はプライバシーの守れる個室，日中は皆と楽しめる共有スペースで過ごすことにより，利用者の生活の質を上げていこうとしている。特に認知症疾患患者にとっては，切り札といわれるくらい，よい効果が期待できる。

このような効果を期待し，最近は介護老人福祉施設をつくる際，従来のように廊下の両脇に4人部屋が並ぶ大規模なものではなく，グループホームをいくつも集めたような**個室ユニット型**といわれるつくりをすることが多くなってきた。つまり先の4施設の中で最も空間的に恵まれている介護老人福祉施設が，さらにグレードアップを狙い，グループホームとの競争に乗り出したといえよう。

e）療養病床のあり方

制度を見る限り，療養病床は介護保険施設と比べると居住性に劣り，さらにその差は広がる方向にある。もちろん介護保険施設とは違い，病院であるという特色を活かしたいところだが，これは本来一般病床の役割であるので，決定的な特徴とはなりがたい。

では，なぜ今，療養病床が増えているのか。それは，介護保険施設が少なく，順番待ちの状況なので，利用者が選択できる状況にないからである。それを補う形で療養病床が増えているのだろう。しかし長期的に見れば介護保険施設は充実していくと考えられるので，同じく長期的には療養病床は自らのあり方について考えていかねばならない。

おそらくその答えは，制度としてどうあるべきかではなく，"自分の住む地域において私の療養病床はどういう特色があるか"という現場中心の考えでよいであろう。在宅復帰を望む高齢者が多い地域ならばリハビリテーション，急性期病床が少ない地域ならば重症者も受け入れることができるバックアップ病院，温泉地等の風光明媚な地域にあり本当の療養ができる環境にあればまさに療養のための病床，在宅サービスが充実し地域で生活する高齢者が多い地域ではショートステイを中心とした在宅のバックアップの機能が考えられよう。

施設のあり方というのは制度をどうするかによって規定されているわけだが，現実には，施設と地域との結びつきの中で決まってくるといえる（ここまでは2004年5月時点で執筆）。

第2部：2007年3月執筆分

a）介護保険の療養病床の廃止と医療保険の療養病床の縮小

2006年の通常国会で医療改革関連法が成立し，介護保険の介護療養型医療施設の廃止と医療保険の療養病床の大幅縮小が決まった。2011年度末には介護保険の療養病床は老人保健施設やケアハウスに，2012年度末には医療保険の療養病床数は現行から10万床ほど減らして15万床になる見込みである。

急性期病床―医療保険の療養病床―介護保険の療養病床―介護老人保健施設・介護老人福祉施設―グループホームという，一連の施設体系のうち，ちょうど真ん中にある療養病床の方向が示されたことによって，医療保険は治療するため，介護保険は生活を支援するためという異なる2つの方向がはっきり見えたと思う。ここにきてようやく医療とは何か，介護とは何かという原理原則が貫かれたといってよいだろう。

b）医療保険の適応範囲の縮小

少し振り返ってみよう。介護保険制度ができるはるか前，自分で選んでいける施設といえば，病院しかなかった（福祉施設は自分で選べず，行政の措置で入所した）。病院が増床するという背景もあり，必ずしも治療が必要とはいえない患者（？）まで入院するケースが増え，社会的入院として問題視されるまでになった。ただ，逆の言い分を考えると，生活苦を抱えても行くところがないから仕方がないじゃないかという気持ちだったろう。

しかし生活のハンディキャップに対応する介護保険制度ができてからは，この言い分は通用しにくくなった。折しも医療財政が厳しくなり，限られたお金をどこに配分すべきかという原理で医療政策が動くようになった。従来までは許されていた入院の対象者の範囲が狭くなり，医療保険で生活苦までとても見られないという考えが主流となった。

c）残される療養病床の課題

さて，問題は残される15万の医療保険の療養病床

である。医療保険が治療に，介護保険が生活にと方向が明確になれば，その間にある療養病床のあり方をはっきりさせないと混乱が生じる。結論をいうと，残される療養病床はあくまでも一般病床のフォローの役割だ。介護保険の肩代わりではない。一般病床の在院日数が短縮すればするほど，治療が終わらず，かといって在宅で見るのも難しい患者が増える。リハビリの機能強化も必要だろう。

2006年4月の診療報酬改定で，療養病床の入院料の算定方法が大きく変わった。従来は看護師等の人員配置数でランクづけされていたが，今では入院患者の医療依存度とADLによってランクづけされる。点数配分差も大きく，同じ病棟に入院していても人によって2.5倍ほどの差が出る。この結果，軽い入院患者が多いと収入が減り経営困難に陥りやすくなった。療養病床は医療依存度が高い患者が多くないと生き残れない。つまり，一般病床では治療が終わらない医療依存度の高い患者を受け入れることが求められているわけだ。

こうなったときに生じる問題は，人員配置基準である。今の低い基準は，ある程度軽症の患者が入院していることが前提だ。しかし，点滴など何らかのラインの入った患者が大半であり，1人で歩ける人は数人，認知症の患者も多いという病床で，今の人員だけでサービスの質の維持ができるわけがない。療養病床を一般病床並み（さらにそれ以上）にすることについて，早急に取り組むべきだ（2007年3月時点で加筆）。

第3部：2011年1月執筆分
a）療養病床の転換にブレーキ

療養病床の廃止・縮小の期限が迫ってきた。この5年間で臨床現場も政策現場も雰囲気が変わってきた。臨床現場は提供体制の充実がほとんど進まないままつらさがいっそう感じられるようになった。患者は高齢化し，記録は複雑化し，患者の声を恐れ，思い切ったケアができない。政策現場は小泉改革の反動から社会保障費の抑制にはブレーキがかかったが，高齢社会を支えるための画期的政策立案にもブレーキがかかったようだ。

そんな中で，行き場を失った高齢者たちを受け入れる場所として療養病床への関心が再び高まってきた。2010年9月，長妻厚生労働大臣（当時）は，介護型療養病床を2011年末までに廃止するという方針を「廃止は困難だと判断し，今後法改正が必要になると思っている。猶予を含めて方針を決定したい」と発言し，期限を延長する等の見直しを示唆した。

現場の実態に押され，政策が後退しそうな感がある

が，それでよいのか。そもそも療養病床は特徴を出しにくい病床だ。治療でもない，リハビリでもない，在宅でもない，住居でもない。もとはと言えば行き場がない人が集まりやすい所だった。だから改革をしようとした。

こうなった原因は，在宅医療の充実ができていないからだ。療養病床の問題は，「帰る場所がない」という問題とセットである。在宅医療の充実がない限り療養病床は求められ続ける。

b）まずは人員基準の充実を

では，今何ができるのか。在宅医療の充実は簡単ではないから，とりあえず取り組むべきことは，療養病床を患者にとってもっと居心地のいいところにする，そして政策的には明確な役割をもった施設に転換することである。

2006年の診療報酬改定で医療療養病床は，医療依存度が高く手のかかる患者を受け入れなければ，経営が困難になるようになった。介護療養についても，介護報酬の設定により要介護度の高い利用者を受け入れないと経営は難しい。今や急性期の病床とどっちがたいへんかと聞くと，療養病床と答える声が多くなってきた。しかし人員基準は相変わらず低いまま。ここで思い切って急性期病床並みの基準を早急につくらないと働いている職員は疲弊してしまう。

一方，多くのマンパワーを抱えることで，いろいろな取り組みにチャレンジできるようになる。ショートステイを強化する，リハビリを充実する，ひょっとしたらターミナルケアを受け入れる，など施設の選ぶ方向性によりさまざまな特徴を出せるだろう（2011年1月時点で加筆）。

第4部：2018年1月執筆分
a）介護療養病床が廃止に

2017年の介護保険法改正によって，介護療養病床の廃止までの経過措置が6年間延長されたが，代わって「介護医療院」ができることが決まり，介護療養病床が再延期されることはなくなった。長年の廃止―延長の議論に決着がついた。新設される介護医療院は，既存の介護療養病床並みの人員配置のものと，既存の老人保健施設並みの人員配置のものの2タイプある。病院としてはこれまで以上に「療養生活」に重点をおいたケアを行っていくことが求められる。

一方，医療保険は2018年の診療報酬改定で医療療養病床を強化する方向性が示された。医療療養病床の看護職の人員配置基準は，従来20：1と25：1の2タイプあったが，20：1に一本化する。さらに，医療区分等が高い患者が多く入院している場合には，高い点数が設定

された。政府もようやく慢性期医療の重要性に気づいたのだろう。

b）慢性期医療こそ充実を

だいぶ前から主張しているが，療養病床の充実が必要だ。急性期病院の在院日数短縮等が進む中，その受け皿になる形で医療依存度の高い患者の療養病床への入院が増えてきた。さらに，高齢化の影響で平均年齢も上昇している。加えて，急性期病院で「もう治療することがない」という患者が最期を迎えるためだけに療養病床に入院するケースも増えている。在宅ターミナルというが，実際には療養病床こそが最大の人生の終わりの場になっているのかもしれない。

医療が治すことだけを目的にする時代は終わった。医療は治療という手段を行使し，人に幸福をもたらすことが真の目的ではないだろうか。人生の終わりは最も幸福を実感するときだ。そのためには療養病床でこそ手厚いケアが行われなければならない。

人員配置は，急性期が高く，慢性期が低い，という発想をやめるべきであろう。急性期も慢性期も人員配置は同じであるべきだ。ただ，急性期はより治療に，慢性期はより生活支援に重点がおかれるだけだ（2018年1月時点で加筆）。

論点4：保健医療福祉制度を支える職種

　保健医療福祉制度は，財政や施設で成り立っているのではない。どんなにお金があってもどんなによい施設があっても，そこで働く人間が誇りをもって仕事をしていなければ，結局，質の高いものにはなり得ない。しくみに命を吹き込むのが人である。

　言い換えれば，しくみを生かすも殺すも，それは私たち次第であり，保健医療福祉制度というしくみの質を上げ，充実させていくのは専門家の使命であるといえる。

A　医療福祉関係職種

　医療，福祉関係職に就くためには，基本的には何らかの免許を取得する必要がある。特に医療機関で働く場合，患者の治療に関する仕事をするためには何らかの資格が必要である。それぞれの職種は，法律によってその業務が定義されている（表2-9）。

　医療福祉関係職種の中でも，看護職は医療機関内で圧倒的に人数が多い職種である（表2-10）[11]。

　病院100床当たりの常勤換算従業員数は141.8人であるが，そのうち約4割の61.9人を看護師・准看護師の看護職が占めている。診療所でも総職員の約30%が看護職であるという調査結果が出ている。

　医療機関に所属する職員は，医師を頂点とするピラミッド構造をもつといわれているときもあったが，今は，各医療職者がそれぞれの専門性を発揮するよう連携しながら患者のニーズに対応するチーム医療を行うという考え方が普通になってきた。

　チーム医療においては，看護職者は患者へのケアのみならず，チーム全体の調整を担うことが期待される。

B　勤務形態・雇用形態の変化

（1）2交替制勤務の増加と他職種の夜勤体制の整備

　最近は，病院内での職種ごとの業務範囲，交替制勤務のあり方，委託や派遣などの業務・雇用形態のあり方など，さまざまな面において変化が見られ始め

●表2-9　医療福祉関係職種の業務

	根拠法規	業務 （法文の表現をもとにまとめた）	業務独占	名称独占
医師	医師法	医師でなければ，医業をなしてはならない	○	○
薬剤師	薬剤師法	薬剤師でない者は，販売又は授与の目的で調剤してはならない	○	○
保健師	保健師助産師看護師法	保健指導に従事することを業とする		○*2
助産師	保健師助産師看護師法	助産又は妊婦，じよく婦若しくは新生児の保健指導を行うことを業とする	○	○*2
看護師	保健師助産師看護師法	傷病者若しくはじよく婦に対する療養上の世話又は診療の補助を行うことを業とする	○	○*2
准看護師	保健師助産師看護師法	（医師，歯科医師又は看護師の指示を受けて，）傷病者若しくはじよく婦に対する療養上の世話又は診療の補助を行うことを業とする	○	○*2
臨床検査技師	臨床検査技師等に関する法律	人体から排出され，又は採取された検体の検査として厚生労働省令で定めるもの及び厚生労働省令で定める生理学的検査を行うことを業とする	○*1	○
診療放射線技師	診療放射線技師法	放射線の人体に対する照射（撮影を含み，照射機器を人体内に挿入して行うものを除く。以下同じ。）をすることを業とする	○	○
理学療法士	理学療法士及び作業療法士法	理学療法（身体に障害のある者に対し，主としてその基本的動作能力の回復を図るため，治療体操その他の運動を行なわせ，及び電気刺激，マッサージ，温熱その他の物理的手段を加えること）を行なうことを業とする	○*1	○
作業療法士	理学療法士及び作業療法士法	作業療法（身体又は精神に障害のある者に対し，主としてその応用的動作能力又は社会的適応能力の回復を図るため，手芸，工作その他の作業を行なわせること）を行なうことを業とする	○*1	○
視能訓練士	視能訓練士法	両眼視機能に障害のある者に対するその両眼視機能の回復のための矯正訓練及びこれに必要な検査を行なうことを業とする	○*1	○
言語聴覚士	言語聴覚士法	音声機能，言語機能又は聴覚に障害のある者についてその機能の維持向上を図るため，言語訓練その他の訓練，これに必要な検査及び助言，指導その他の援助を行うことを業とする	○*1	○
臨床工学技士	臨床工学技士法	生命維持管理装置（人の呼吸，循環又は代謝の機能の一部を代替し，又は補助することが目的とされている装置）の操作（生命維持管理装置の先端部の身体への接続又は身体からの除去であつて政令で定めるものを含む。以下同じ。）及び保守点検を行うことを業とする	○*1	○
義肢装具士	義肢装具士法	義肢及び装具の装着部位の採型並びに義肢及び装具の製作及び身体への適合を行うことを業とする	○*1	○
救急救命士	救急救命士法	救急救命処置（その症状が著しく悪化するおそれがあり，若しくはその生命が危険な状態にある傷病者が病院若しくは診療所に搬送されるまでの間又は重度傷病者が病院若しくは診療所に到着し当該病院若しくは診療所に入院するまでの間（当該重度傷病者が入院しない場合は，病院又は診療所に到着し当該病院又は診療所に滞在している間）に，当該重度傷病者に対して行われる気道の確保，心拍の回復その他の処置であって，当該重度傷病者の症状の著しい悪化を防止し，又はその生命の危険を回避するために緊急に必要なもの）を行うことを業とする	○*1	○
社会福祉士	社会福祉士及び介護福祉士法	専門的知識及び技術をもつて，身体上若しくは精神上の障害があること又は環境上の理由により日常生活を営むのに支障がある者の福祉に関する相談に応じ，助言，指導，福祉サービスを提供する者又は医師その他の保健医療サービスを提供する者その他の関係者との連絡及び調整その他の援助を行うことを業とする		○
介護福祉士	社会福祉士及び介護福祉士法	専門的知識及び技術をもつて，身体上又は精神上の障害があることにより日常生活を営むのに支障がある者につき心身の状況に応じた介護を行い，並びにその者及びその介護者に対して介護に関する指導を行うことを業とする		○
公認心理師	公認心理師法	保健医療，福祉，教育その他の分野において，心理学に関する専門的知識及び技術をもって，心理に関する支援を要する者などへの支援を行うことを業とする。		○

＊1　業務独占は，保健師助産師看護師法第31条第1項および第32条の規定にかかわらず，診療の補助として行う業務である。

＊2　2006年の法改正により名称独占が規定された（保健師も保健指導に限定しない一般的な名称独占とされた）。

●表2-10　職種別に見た病院の従事者数

	病院（常勤換算人数）（2020）	病院（常勤換算人数）（2017）
総　数	2,102,713.3	2,090,967.5
医　師	243,064.0	217,567.4
常　勤	188,338	172,192
非常勤	54,726.0	45,375.4
歯科医師	10,351.9	9,825.1
常　勤	7,960	7,705
非常勤	2,391.9	2,120.1
薬剤師	50,990.5	49,782.8
保健師	6,135.2	5,658.5
助産師	23,806.7	22,881.7
看護師	827,451.2	805,708.0
准看護師	90,774.9	113,496.5
看護業務補助者	153,382.3	175,234.8
理学療法士（PT）	84,459.3	78,439.0
作業療法士（OT）	47,853.9	45,164.9
視能訓練士	4,586.3	4,320.5
言語聴覚士	16,799.0	15,781.0
義肢装具士	97.3	61.6
歯科衛生士	6,124.4	5,970.9
歯科技工士	645.2	661.9
診療放射線技師	45,177.0	44,755.4
診療エックス線技師	146.4	105.5
臨床検査技師	55,169.8	54,960.2
衛生検査技師	88.6	76.5
臨床工学技士	22,653.7	21,184.3
あん摩マッサージ指圧師	934.5	1,229.5
柔道整復師	439.1	486.4
管理栄養士	22,475.5	22,430.0
栄養士	4,444.8	4,717.3
精神保健福祉士	9,374.2	9,822.4
社会福祉士	14,643.4	12,966.6
介護福祉士	38,965.7	45,197.1
保育士	5,493.4	7,238.8
公認心理士	4,108.7	――
その他の技術員	14,552.6	18,916.6
医療社会事業従事者	3,478.1	4,774.5
事務職員	223,064.1	218,004.0
その他の職員	70,981.6	73,547.8

（厚生労働省：令和２年医療施設（静態・動態）調査・病院報告の概況）

ている。

　施設の看護職は，昼夜にかかわらず患者の療養上の世話を行わなければならないため，交替制勤務をしている。従来，看護職の交替制勤務といえば日勤・準夜勤・深夜勤の3交替というイメージだったが，最近では2交替と3交替がほぼ拮抗している。

　2交替制勤務のほうが生体リズムへの影響が少なく，また勤務と勤務の間の時間が長いため，疲労を残さないなどともいわれているが，途中で十分な休憩がとれないとかえってつらい勤務となる。なお，他の従事者も24時間体制をとっているが，それでも大半は当直制である。

　また，夜間に担当職種が不在のため，看護職がその業務を代わりに担うことで，その負担を感じている業務がある（図2-11）[12]。病院全体の夜間の体制を整備することにより，これらの業務が昼間と同じように行われるようになれば，看護職が現在感じている業務負担感の軽減にもつながり，また事故防止にも有効であろう。

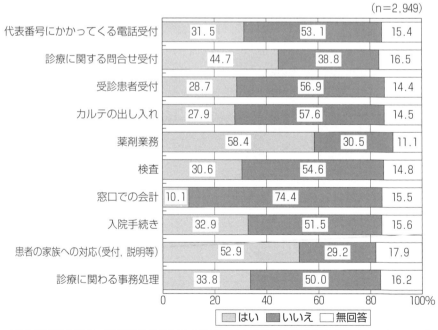

(n=2,949)

業務	はい	いいえ	無回答
代表番号にかかってくる電話受付	31.5	53.1	15.4
診療に関する問合せ受付	44.7	38.8	16.5
受診患者受付	28.7	56.9	14.4
カルテの出し入れ	27.9	57.6	14.5
薬剤業務	58.4	30.5	11.1
検査	30.6	54.6	14.8
窓口での会計	10.1	74.4	15.5
入院手続き	32.9	51.5	15.6
患者の家族への対応(受付,説明等)	52.9	29.2	17.9
診療に関わる事務処理	33.8	50.0	16.2

（日本看護協会調査・情報管理部調査研究課編：日本看護協会調査研究報告〈No.63〉，2001年病院における夜間保安体制ならびに外来等夜間看護体制，関係職種の夜間対応体制に関する実態調査，日本看護協会，2002, p.16.）

●図2-11　夜間担当職種不在により看護職の負担となっている業務

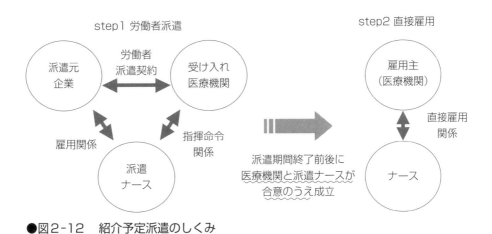

step1 労働者派遣　　　　　　　　　　　　　　　　step2 直接雇用

●図2-12　　紹介予定派遣のしくみ

（2）病院・診療所への紹介予定派遣の解禁

　これまで医療分野への看護師等の専門職の労働者派遣は禁止されていた。しかし 2003（平成15）年6月に厚生労働省の「医療分野における規制改革に関する検討会」が，医療機関への看護師など医療資格者の労働派遣について，"紹介予定派遣の場合には解禁しても差し支えない"とする報告書をまとめたのを受けて，2004年3月1日より，病院や診療所への医療資格者の紹介予定派遣が解禁された。

　紹介予定派遣とは，派遣期間（上限6カ月）の終了後に，派遣会社から医療機関に派遣労働者を職業紹介することを予定した上で派遣就業させるものである（**図2-12**）。紹介予定派遣制度を活用することによって，派遣労働者は，派遣先の仕事の内容や職場の雰囲気を理解したうえで就職することができるし，派遣先は労働者の適性，能力をじっくり判断したうえで，その労働者を直接雇用するかどうかを判断することができるというメリットがある。しかし逆に，正規雇用職員者が派遣労働者に置き換わる懸念があり，正規職員の労働条件の悪化が心配される。

C　専門職能団体

　医療関係職種はそれぞれに専門職能団体をつくり，自らの労働条件，雇用条件の向上や資質の向上，そして国民に対する職種職域活動の普及などに取り組んでいる（**表2-11**）。

　公益社団法人日本看護協会は，1946年に保健・助産・看護の有資格者によ

●表2-11 主な職能団体等の Web サイト

日本看護協会	https://www.nurse.or.jp/
日本看護連盟	https://kango-renmei.gr.jp/
日本助産師会	https://www.midwife.or.jp/
日本精神科看護協会	https://jpna.jp/
日本医師会	https://www.med.or.jp/
日本薬剤師会	https://www.nichiyaku.or.jp/
日本病院薬剤師会	https://www.jshp.or.jp/
日本臨床衛生検査技師会	https://www.jamt.or.jp/
日本診療放射線技師会	https://www.jart.jp/
日本理学療法士協会	https://www.japanpt.or.jp/
日本作業療法士協会	https://www.jaot.or.jp/
日本言語聴覚士協会	https://www.japanslht.or.jp/
日本臨床工学技士会	https://ja-ces.or.jp/
日本社会福祉士会	https://www.jacsw.or.jp/
日本介護福祉士会	https://www.jaccw.or.jp/
日本精神保健福祉士協会	https://www.jamhsw.or.jp/

る職能団体として設立され（当時の名称は「日本産婆看護婦保健婦協会」），47都道府県看護協会が法人会員として連携活動している全国組織である。会員は76万1443人（2022年度）で，国内最大級の団体である。「より良い看護の提供」を目的に，研修やガイドラインの作成を通じた会員の看護職の資質向上や，国民の健康と保健医療福祉の向上に役立つような活動や政策提言を行っている。

また，医療関係職種の専門団体の一部は政治連盟を結成し，国政や地方政治への関与を高め，それぞれの団体が提言する政策が実現されるよう努力している。日本看護連盟は日本看護協会がつくった政治団体である。

D 専門性の向上

日本看護協会は，専門看護師，認定看護師，認定看護管理者の3種類の制度の運営を行い，看護の有資格者のさらなる資質の向上に取り組んでいる。

（1）専門看護師

修士課程修了者で実務研修が5年以上（専門看護分野で3年以上）あること等の資格をもった看護師で，日本看護協会専門看護師認定審査に合格し，ある特定の専門看護分野において卓越した看護実践能力を有することが認められた者をいう。専門看護師は以下の各号の役割を果たすことが期待されている。

①専門看護分野において，個人，家族及び集団に対して卓越した看護を実践する。（実践）
②専門看護分野において，看護者を含むケア提供者に対しコンサルテーションを

> 行う。（相談）
>
> ③専門看護分野において，必要なケアが円滑に行われるために，保健医療福祉に携わる人々の間のコーディネーションを行う。（調整）
>
> ④専門看護分野において，個人，家族及び集団の権利を守るために，倫理的な問題や葛藤の解決を図る。（倫理調整）
>
> ⑤専門看護分野において，看護者に対しケアを向上させるため教育的機能を果たす。（教育）
>
> ⑥専門看護分野において，専門知識及び技術の向上並びに開発を図るために実践の場における研究活動を行う。（研究）

　2022（令和4）年12月現在で，がん看護，精神看護，地域看護，老人看護，小児看護，母性看護，慢性疾患看護，急性・重症患者看護，感染症看護，家族支援，在宅看護，遺伝看護，災害看護，放射線看護の分野で合計3155人が登録されている。

（2）認定看護師

　実務研修が5年以上（認定看護分野で3年以上）ある看護師が，日本看護協会が認定する教育機関（課程）を修了し，認定審査に合格すると得られる。特定の看護分野における熟練した看護技術および知識を用いて，あらゆる場で看護を必要とする対象に，水準の高い看護実践のできる認定看護師を社会に送り出すことにより，看護ケアの広がりと質の向上を図ることを目的としている。2019年2月の制度改正後，2020年に特定行為研修を組み込んだ認定看護師教育課程（B課程）の教育が開始され，2021年に修了者が初めて輩出された。2022年12月現在で，A課程2万710名，B課程2550人が登録されている*。

＊ 認定看護分野一覧等は日本看護協会のWebサイト参照 https://www.nurse.or.jp/nursing/qualification/vision/cn/index.html

（3）認定看護管理者

　認定看護管理者制度は，多様なヘルスケアニーズをもつ個人・家族・地域住民に対して，質の高い組織的看護サービスを提供することを目指し，一定の基準に基づいた看護管理者を育成する体制を整え，看護管理者の資質と看護の水準の維持・向上に寄与することにより，保健医療福祉に貢献することを目的としている。2022年からは新たな受験資格要件（実務経験が5年以上あり，そのうち3年以上は看護師長相当以上の看護管理の経験があること。要件1：認定看護管理者教育課程サードレベルを修了している者。要件2：看護管理に関連する学問領域の修士以上の学位を取得している者）が適用されている。2022年12月現在で5001人が登録されている。

論点5：ヘルスケア提供体制

　ヘルスケア提供のあり方に関する課題は，施設や医療従事者の絶対的な数の確保から，サービスの質の向上，さらに患者・利用者の参加へとだんだんと重層的になってきている。看護に関していえば，今なお病院では，入院患者数に対し看護職員数が少なく，厳しい労働環境の中でケアを行い，その中で何とか前向きに質の高い看護を提供するために日夜業務改善に取り組んでいるという状況である。しかし，最近ではその看護の取り組みの成果を患者や家族，または第三者である評価機関が評価するようになり，それが書籍やインターネットを通じ公開され，まさに看護が選ばれる時代となろうとしている。

A 患者・利用者等への情報提供

　患者への情報提供はインフォームド・コンセントの充実やカルテ開示の普及などによって進められており，医療福祉機関に関する情報公開も進んできている。

（1）インフォームド・コンセントの普及

＊ テキスト第2巻第7章論点1 B 参照

　インフォームド・コンセント＊は，「医師と患者が同等の立場に立ち，患者の生命・身体に関する判断は患者自身が行うべき」という患者を中心とした発想である。日本でも概念としては古くからあったが，実際に広がり始めたのは比較的最近である。1995年に厚生省(当時)の「インフォームド・コンセントに関する検討委員会」が「文書で説明し，文書でインフォームド・コンセントを取り付けることが望ましい」と取り上げ，1996年に診療報酬点数に**入院治療計画加算**が設けられた。この加算は，入院初期に医師や看護師等が共同して診療計画を策定し，患者に文書で説明をした場合に算定できるものであり，このような経済的な裏づけができて初めてインフォームド・コンセントの本格的な普及が始まったともいえる。なお，この加算は，2000年の診療報酬改定により**入院診療計画未実施減算**と形を変え，行った場合に加算されるしくみから，行わないとペナルティとして減算するしくみとなった。さらに，2006年の診療報酬改定では，入金基本料の算定要件となり，インフォームド・コンセントがないと入院基本料を算定できなくなった。つまり事実上，すべての医療機関で入院初期の文書での説明が行われているということである。今後の課題は，

その内容や方法の充実にある。

（2）診療情報の提供の普及

診療情報の提供については，法律での義務化はないものの，職能団体等がガイドラインを示すなどして積極的に進められてきた。その結果，カルテの開示請求等のしくみは整ってきている。

たとえば，特定機能病院および大学病院について 2017 年に行われた厚生労働省の「医療機関における診療録の開示に係る実態調査」*によると，82% が「閲覧又は写しの交付としている」とした。

医師の立ち会いの有無については，同調査で「必須」が 5%，「求めがあれば」応じていた医療機関が 57% であったが，本来，医師の立ち会いを必須とすることは，患者等が診療記録の開示を受ける機会を不当に制限するおそれがあるため不適切である。遺族に対する診療情報の提供は，ほぼすべてで申立人が診療記録の開示を求め得る者であることを証明するために，戸籍謄本・身分証明書（運転免許証）等の提出を求めていた。

なお，同調査によると開示に要する費用は，「999 円以下」が 67%，「2,000円〜 2,999 円」が 2%，「3,000 円〜 3,999 円」が 15%，「5,000 円以上」が 16%。開示所要日数は，2 週間程度が 38%，3 週間程度が 37%，4 週間程度が 25%。

（3）セカンド・オピニオン

医師から説明を受けても，情報も知識も少ない患者や家族にとっては，治療法の決定を迫られてもできなかったり，不安を覚えることも多い。そこで知識をもっている別の専門家に相談し，意見を聞くことも大切である。このことをセカンド・オピニオンという。最近ではセカンド・オピニオン外来なども始まり，普及の兆しが見えてきた。

（4）病院の情報の公開

患者個人の情報開示とは別に，病院や施設に関する情報を市民に公開し，病院を選ぶ際の参考にしてもらう取り組みが盛んになってきている。病院の評価に関しては，公益財団法人日本医療機能評価機構が行っている病院機能評価が有名であり，2023 年 10 月 6 日時点で 1993 病院がこの評価を受審し認定されている。この認定結果は，病院ごとの審査項目結果に至るまで，同機構のWeb サイト**で検索できる。

また，2004 年 4 月に行われた診療報酬の改定により，施設基準が設けられ

* https://www.mhlw.go.jp/web/t_doc?dataId=00tc3511&dataType=1&pageNo=1

** https://jcqhc.or.jp/

ている手術を実施するにあたって，１年間の実施件数を医療機関の見やすい場所に院内掲示することが義務づけられた。情報公開の内容が，その病院のもつ体制だけでなく，実際行った治療の結果にまで拡大されつつある[*1]。

（5）介護保険事業所・施設の評価

　介護保険は「自立支援」の理念をもつ制度であるだけに，利用者がサービス事業所や施設を選択できるために必要な情報公開が盛んに行われている。特に第三者からの評価を比較できる形で用意することが重要で，市町村によっては，かなり細かな情報を公開しているところもある。

　一例を挙げると，東京都千代田区では区内の介護保険施設について，概要データだけでなく，施設の自己評価・評価機関の訪問調査による「事業評価」，利用者の声を聞く「利用者調査」を併せて公開している（**図2-13**）[13]。

　このような情報公開が，医療分野でも行われるようになるかは，現時点ではわからないが，国民からの要求が高まれば，あり得ない話ではない。

B　根拠に基づく看護

　最近，特に EBN[*2]の重要性が強調されるようになったが経験や直感に基づく看護の提供よりも根拠に基づいた看護をしていくことは，患者からの評価を受けるうえでも重要なことである。

　EBN は，単に根拠となる科学的な見地に基づく看護をそのまま行うことではない。現時点で得られる最善の根拠を活用し，患者の個別性を十分に吟味したうえで，個々の患者にとって最善の看護をしていこうというものである。したがって EBN は以下のプロセスを踏んで実行される。

　①目の前の患者に関して臨床上の問題点を抽出する

　②問題点に関する文献を検索し見つける

　③得られた文献が活用できるかを自分自身で批判的に評価する

　④文献の結果を，自分のもつ専門的な知識や患者の意向，利用できるさまざまな資源を考慮しながら，目の前の患者に適用する

　⑤結果を評価する

　文献の評価にあたっては，AHRQ（旧 AHCPR）[*3]のエビデンスの質の評価分類が活用されている（**表2-12**）。この分類では，ランダム化試験の結果が重視されているが，看護の領域ではこのような臨床研究の実施は困難なこともあり，まだ十分なエビデンスが蓄積されているとはいいがたい現状である。今後

[*1]　2010 年度からは，レセプトの電子請求が義務づけられている医療機関等に対し医療費の明細付き領収書の発行が義務づけられた。

[*2]　Evidence-Based Nursing：根拠に基づく看護

[*3]　Agency for Healthcare Research and Quality：アメリカ保健政策研究局

〔全体の評価講評：指定介護老人福祉施設【特別養護老人ホーム】〕

《事業所名：千代田区立○○○特別養護老人ホーム》

	特に良いと思う点
1	迅速に対応できるよう環境整備と体制の強化を行い，医療・看護・介護が連携して医療依存度の高い利用者を積極的に受け入れています
	施設では吸引や酸素療法，胃瘻・経鼻経管栄養など医療ニーズの高い利用者を積極的に受け入れています。介護職員が日頃のケア方法を知り，異常を見落とさないことが重要となる為，急変時の正しい対応やプライバシーの保護方法も必要とされることから緊急対応マニュアルの整備や，医療・看護・介護の連携で迅速に対応できる体制の強化に努めています。また，施設で穏やかに最期を迎えられるよう残された時間を家族とともに安楽に過ごせるケアに取り組み，看取り後のカンファレンスや看取りフィードバックで家族の心のケアに繋げています。
2	管理記録システムの活用により，各専門職が連携を図り，多角的な視点から状況把握や計画の見直し，緊急の変更が迅速に行われています
	施設サービス計画書は利用者・家族の意向を尊重し，生活全般の解決すべき課題を疾病，機能訓練，栄養，口腔衛生管理体制と，それぞれの項目に記載し，各専門職がそれぞれ実際に実施するサービスを分かりやすく記入しています。コンピューターネットワークシステムを整備し，介護経過やケース記録等の支援内容とともに利用者の情報を全職員がいつでも確認できるような仕組みとなっています。これにより，各専門職員等の連携が図りやすく，多角的な視点で利用者の状態が把握でき，見直しや緊急の変更に迅速な対応ができる体制となっています。
3	職務権限・職務分掌・会議体系が整備されることで，職員からの改善提案が出され，ボトムアップの施設運営が実践されています
	施設運営会議での決定は，速やかに職員全体会で周知されます。法人・施設の特徴として，「職務権限・職務分掌」「会議等の権限体系」が明確に整備され，12の会議と８つの委員会・検討会，そのもとに作業班があり，それぞれの責任と役割が明確に決まっています。また，PDCAサイクルによる会議録が作成されることで計画的に業務が進められています。このことで職員は意欲と責任感を持って，ボトムアップのかたちで，各会議の中で様々な課題の検討と改善提案を行っています。こうした提案は施設運営会議で議論され，職員全体会で周知されます。
	さらなる改善が望まれる点
1	行事やイベントの実施が厳しい状況の中においても，個々の職員が工夫を凝らし利用者の生活の幅を広げる為の取り組みに臨むことを期待します
	施設では毎週日曜日を「屋外散歩の日」とする他，春の散策会や買い物などの外出支援や，アニマルセラピーやボランティアによるイベント等の行事活動が年間を通して計画されていますが，施設の立地環境や職員体制等でなかなか実施が難しい上に，今年はコロナ禍ということもあり，さらに厳しい現状となっています。レクリエーションの内容を見直したり，ボランティアの受け入れや家族との面会においてもアクリル板やフェイスシールドにマスクを導入するなどを検討し，コロナ禍にあっても利用者の生活の幅を広げる工夫が望まれます。
2	他専門職の業務内容の認識を深め，互いに補い合える環境を作ることにより，利用者の満足度が高まりサービスの向上に繋がることを期待します
	利用者の状態は管理記録システムにより各専門職員が把握できるようになっていますが，職員同士の役割分担や他職種の業務内容等についての認識が浅い印象を受けます。利用者の日常生活に繋がる機能訓練の在り方や利用者の心身の状態による看護職員と介護職員の業務分担を見つめ直す機会を持つことが望まれます。それぞれの業務内容についての知識を深めることは，自己のスキルアップになり，互いに補い合える環境づくりに繋がります。より良い環境の中で利用者の満足度を高めるとともに，日常的なサービスの向上に繋がることを期待します。
3	企業ボランティアの受け入れの独自のシステム作りとノウハウの構築を期待します
	施設の特徴として，近隣の私立学校や，その同窓会や父母会のボランティアの比率が高いこと，さらに，証券会社や銀行などの企業ボランティアの比率も高いことです。受け入れのボランティア・フローシートでは，企業ボランティアの受け入れについても，きめ細かく書かれて整備されています。他の高齢者施設と比べ，企業ボランティアの受け入れの比率の高さは圧倒的です。企業側でも社会貢献の一環として社員のボランティア派遣は課題となっています。このためにも，さらなる企業ボランティアの受け入れの独自のシステム作りとノウハウの構築を期待します。

（東京都福祉保健財団：東京都福祉サービス第三者評価〈令和２年度〉を一部改変・抜粋）

●図2-13　千代田区福祉サービス評価の例

●表2-12　AHRQ によるエビデンスの分類

Ⅰa	複数のランダム化試験のメタ分析の結果によるエビデンス
Ⅰb	少なくとも１つのランダム化試験によるエビデンス
Ⅱa	少なくとも１つのよくデザインされた非ランダム化試験によるエビデンス
Ⅱb	少なくとも１つの他のタイプのよくデザインされた準実験的研究によるエビデンス
Ⅲ	比較研究や相関研究，症例対照研究など，よくデザインされた非実験的記述的研究によるエビデンス
Ⅳ	専門家委員会の報告や意見，あるいは権威者の臨床経験によるエビデンス

の研究の進展が望まれるが，研究の進展のためには，看護実践の“結果の評価”を重視していく姿勢が大切である。

C　技術の進歩

（1）コンピュータ

　コンピュータの技術の発展は早い。コンピュータを病院や施設の治療，管理などさまざまな分野に導入することで，サービス提供やマネジメントのあり方が大きく変わることさえある。

　特に，**電子カルテ**は，政府が数値目標*を示すほど導入に力を入れている。電子カルテとは，パソコンなどを使って患者の診療情報（カルテ）を記録する情報システムで，検査発注システム等のオーダリングシステムや，看護計画作成支援などの看護臨床実践支援システムを組み合わせてつくられることも多い。

　カルテを電子化すると，病院内や他の医療機関との間で情報の共有が容易になるので，１人の患者が複数の医療機関にかかった場合に二重に検査をする無駄や，重複して投薬するなどの危険を防ぐことができる。また，病院と診療所が協力して患者の診療にあたる「病診連携」を促進し，大病院に患者が集中する状況を改善する手段としても期待されている。ここで重要なことは，カルテの電子化により，従来の「カルテは医師のもの」「カルテは病院のもの」といった概念がなくなり，カルテは患者のものであり，それを医療機関の枠組みを超えて医療者が記録閲覧できるものという概念に転換されていることである。つまり，電子カルテは患者志向のシステムであるといえる。

（2）テーラーメイド医療

　テーラーメイド医療とは，洋服を仕立てるときに細かく採寸して体にぴったり合った服をつくるように，患者の病状に関するデータを集め，それを基に

＊　2015 年 6 月に閣議決定された『『日本再興戦略』改訂 2015』では，2020 年度までに 400 床以上の一般病院の 9 割に普及させる方針が示された（2020 年現在の普及率は 91.2％）。

「個々の患者に合わせた最適な医療」を行うものである。

　特に薬物に関しては副作用を軽減し作用を増大するために個人の遺伝情報まで活用した薬物開発が進められている。

（3）再生医療

　事故や病気によって失われた体の細胞，組織，器官の再生や機能の回復のために，今ではリハビリテーション，義肢や人工関節，人工血管といった人工材料を用いた工学的アプローチ，皮膚移植や骨髄移植，臓器移植といった生きた細胞を使った細胞移植などが行われている。これを**再生医療**という。

　また最近では，山中伸弥氏がリードする iPS 細胞*の活用，山海嘉之氏がリードするサイバニクスの活用（ロボットスーツとして一部実用化）など，ノーベル賞クラスの学者の研究成果の実用が視野に入ってきた。さらに脳科学分野の発展により認知機能や感情などのしくみへの理解が深まりつつあり，医療現場に大きな影響を与える可能性がある。

*　induced Pluripotent Stem cell：すべての細胞へと変化することのできる細胞

（4）医療技術の発展と医療提供システムの変化

　技術の発展は，医療提供のあり方を大きく変えてきた。ここで医療技術の発展の歴史を振り返ってみる。

　1940年代〜50年代にかけては，抗生物質，輸血・輸液，麻酔，手術といった技術が発展した時代である。それまでの医療は自己治癒力を活性化することが中心で，疾患や事故による生体組織の破壊に対する介入は困難であった。しかし，たとえば麻酔技術の確立により手術が盛んに行われるようになり，臓器摘出や縫合ができることによって，外部からの救命ができるようになった。それに伴い，治療の場が自宅から，手術室を備えた病院という救命の技術が集積された場に移った。

　1960年代〜70年代は，エレクトロニクスの技術発展に伴い医用電子機器，自動生化学分析装置など検査機器の導入が一気に進められた。これにより疾病の早期発見が可能となった。続いて1980年代にかけて，CTスキャンのような医用生体画像や微量分析が可能となり，疾病発見も精密化した。このような検査機器の発展によって，初期段階からの疾病対策が可能となり，治癒率が向上した。しかしその一方で，検査機器の導入は費用がかかるため，資金力のある大病院に限定され，患者の大病院志向が高まった。また人を診ずに検査結果だけを見て治療するという批判も高まった。

　1990年代からは，人工臓器，臓器移植，内視鏡手術，粒子線治療，体外衝

撃波結石破砕，遺伝子治療などといったさまざまな新しい治療技術が開発され臨床現場で利用されるようになった。しかしその中には，脳死者からの臓器移植や着床前遺伝子診断など，生命倫理の問題をはらむものもある。そのため，医療機関はインフォームド・コンセントや精神的な支援などに，より真摯に取り組むことが必要となった。

　このように，医療技術の発展は，医療提供のあり方を変えていく可能性がある。今後も技術の発展が進むが，それによって医療者に求められることも変わっていくのだろう。

【引用文献】
1）厚生労働省：令和3年度国民医療費の概況，2023年10月＜https://www.mhlw.go.jp/toukei/saikin/hw/k-iryohi/21/＞.
2）厚生労働省：令和3年度介護保険事業状況報告（年報）のポイント＜https://www.mhlw.go.jp/topics/kaigo/osirase/jigyo/21/dl/r03_point.pdf＞.
3）前掲1）＜https://www.mhlw.go.jp/toukei/saikin/hw/k-iryohi/21/＞.
4）OECD：OECD Health Statistics 2023 ＜https://www.oecd.org＞.
5）厚生労働省：医療分野についての国際比較（2017年）＜https://www.mhlw.go.jp/content/12400000/000592506.pdf＞.
6）岩下清子，他：診療報酬（介護報酬），第6版，日本看護協会出版会，2004，p.6-7.
7）厚生労働省：介護保険制度の仕組み＜https://www.mhlw.go.jp/content/000801559.pdf＞.
8）厚生労働統計協会編：国民の福祉と介護の動向　2023/2024年版，厚生労働統計協会，2023，p.189.
9）厚生労働省：令和3年医療施設（動態）調査・病院報告の概況＜https://www.mhlw.go.jp/toukei/saikin/hw/iryosd/21/＞.
10）厚生労働省：令和3年介護サービス施設・事業所調査の概況＜https://www.mhlw.go.jp/toukei/saikin/hw/kaigo/service21/＞.
11）厚生労働省：令和2年医療施設（静態・動態）調査・病院報告の概況＜https://www.mhlw.go.jp/toukei/saikin/hw/iryosd/20/＞.
12）日本看護協会調査・情報管理部調査研究課編：日本看護協会調査研究報告〈No.63〉，2001年病院における夜間保安体制ならびに外来等夜間看護体制，関係職種の夜間対応体制に関する実態調査，日本看護協会，2002，p.16.
13）東京都福祉保健財団：東京都福祉サービス第三者評価＜https://www.fukunavi.or.jp/fukunavi/hyoka/hyokatop.htm＞.

討論：保健医療福祉制度改革の方向性

　保健医療福祉制度は刻々と変わっていく。臨床現場を預かる専門家としては，未来は過去の延長線にあるとは限らないことを肝に銘じ，常に制度の変化をキャッチしながら，新しい体制に対応していかなければならない。そうしないと患者が不利益を被ってしまう。

　制度は，国が意図する方向に変わるとは限らない。医療事故のような現場で起きるさまざまな問題が制度を変えていくこともある。コンピュータ導入のように，技術の発展が制度を変えていくこともある。また専門職能団体の意思が制度を変えていくこともある。つまり，変化の方向性を知るためには，自分のアンテナをあらゆる分野に広げ敏感にキャッチしていくことが必要ということになる。ただ，実際にはそれを行うことは難しい。

　制度を単なる形式としてではなく，意思をもったものだと感じながら読む力を身につけなければならない。

　一例を挙げる。診療報酬で入院基本料7対1が創設されたのは2006年である。その頃，平均在院日数の短縮等が進む急性期入院医療の実態に対応して，より手厚い看護職員の配置が必要になっていた。しかも実際の配置は，基準を大きく上回っており，たとえば当時2対1入院基本料の場合，実際は基準を大きく超えて1.65対1の配置をしていた。このようなことから7対1入院基本料が創設されたが，実際にこの点数を算定する医療機関は行政の予想を大きく上回った。しかも，その中に急性期入院医療を担うという趣旨に沿わない病院が算定しているケースが見られた。

　医療機関の立場からすると，看護師不足ははなはだしい。看護師をより多く確保するために7対1の基準を満たそうと努力するのは当然である。

　しかしその結果，看護師争奪戦といわれる状況が生じることとなった。そこで2008年度改定で7対1入院基本料に「看護必要度」の算定要件が追加され，その後も要件強化された。それでも7対1入院基本料を算定する病院は増え続けた。

　2012年度診療報酬改定にあたり，医療保険財政の逼迫や医療機関の機能分化の観点等から，7対1入院基本料の算定がより困難になる方向での検討が進められた。財政当局からも7対1入院基本料の増加が医療財政逼迫の1つの理由だと指摘されていた。

　その結果，看護必要度の見直しや在宅復帰率の導入，長期入院・短期入院の対象の見直しが行われ，7対1入院基本料算定のハードルはなおいっそう上がった。

　さて，このような政策の変化をふまえ，考えてほしい。7対1入院基本料はどのような政策目標のもとに導入されたのだろうか。その政策目標は正しいといえるだろうか。何度も行われている算定要件の見直しは適切なものだったのか。算定要件の見直しが医療現場にどのような影響を与えているのか。算定要件の見直しにあたりどのような力が働いたのか。そもそも，

　7対1入院基本料は，臨床現場の看護職が最も声にする「人手不足」の解消に役に立っているのだろうか。人材不足は診療報酬改定があれば解消できるのだろうか。

　2018年度改定で，急性期病床の入院基本料の体系が見直された。基本的に入院基本料10対1が標準とされ，そのうえで「重症度，医療・看護必要度」が高い患者の割合が多いほど，段階的に点数が高くなるしくみになった。現場では7対1入院基本料でさえ全く看護師が足りない状況であると指摘されているにもかかわらず，かなり低い10対1入院基本料が基本となったことは現場に衝撃を与えた。交渉の過程で，最も「重症度，医療・看護必要度」が高いランクについては7対1以上の看護職員配置を求めるとし，事実上7対1は残ったものの，将来7対1の基準が維持されるのか不安が残った。

　理由は明確に財政上の制約である。医療費の伸びの抑制政策が続く中で，より高い基準を求めることはよほどでもない限り現実的ではなく，むしろ高い基準を下げることで1人当たりの医療費単価を下げるという点数見直し圧力がきわめて高くなっている。そのターゲットの1つが入院基本料である。

　もはや診療報酬は現場の実態を評価するものではないと考えたほうがよいだろう。看護の評価を診療報酬に求める声は強いが，看護の評価は患者から得るもので，診療報酬は保険給付の支払い基準に過ぎないと割り切ったほうがよいかもしれない。そうであるなら今後，診療報酬の算定要件の簡素化や，算定のために発生する記録や手続きの簡素化こそ進めるべきであろう。

　診療報酬について，もらさず算定するために努力するという姿勢でよいのだろうか。診療報酬が現場の実態を表現できなくなっている以上，それだけでは患者不在，現場の心情無視となりかねない。せめて診療報酬の変化や算定要件の意味することは何かを読み取り，それを自分の病院の業務改善へのヒントと受け止める姿勢がますます必要になっていく。

＊

　制度が変わった後を追いかけるように業務を変える姿勢は受け身であり，「振り回されている」という感覚に陥りやすい。長期的なシナリオを見て，先手を打って業務改革に臨むことがもしできれば，主体性をもった看護管理となる。戦略と現場をつなげるのが看護管理者である。

第3章

医療施策と看護施策

概要：1970年代以降の医療施策と看護施策の推移

1970年代といえば，日本の看護界ではまだ保健婦助産婦看護婦学校養成所指定規則（当時の名称）に規定されるカリキュラムがやや専門教育らしいものに変わって数年，世情は医療のハイテク化が進む一方，看護師不足が深刻で，過酷な看護労働の実態が新聞紙上に取り上げられたりしていた。他方アメリカでは，黒人，女性などマイノリティの解放運動に併せ，消費者運動に連動させた医療改革を求める大きなうねりが生じていた。この中で患者の権利が見直され，"じっと耐える人"という語意を担わされた「患者 patient」に変わるべき言葉として「顧客 client」という言葉が登場し，医療における患者―専門家関係が変わりつつあった。

そういうわけで，ある意味，医療も激動の時代に突入しかけていたのだが，日本ではまだ旧い体制を抱えて，どこから手をつけたらよいのか迷いながら，それでも少しずつ古い皮をはがし始めたところだったといえるかもしれない。

この章では，日本の医療の大きな骨格を決める**医療法**が国民のヘルスニーズに応えるべくどのように変化を遂げ（**論点1**），長年，慢性的にくすぶり続けてきた看護師不足に対処するため，粛々ととられてきた**看護職員確保の施策**，いわゆる看護マンパワー施策がまずは着実といってよい成果を手にした過程（**論点2**）を説く。

ちなみに**マンパワー**とは，そのまま訳せば「人力」であり，もう少し解説的な言葉を探せば「労働力」というほうが適当かもしれない。これはビジネス界に由来する言葉であるかと思っていたら，"The Random House Dictionary"では，「労働またはサービスに調達できる総要員であり，たとえば戦時に徴用できる一国の国民のこと」だとある。実はこれは第2の意味で，第1に示されているのは，「人間が骨身を削って（physical exertion）供する力」であるという定義である。要

は，人間の頭数の確保が決定的に重要な場合の労働力の総体を指しているものだと理解することができる。もとよりこれは，教員マンパワーや医師マンパワーなど，今ではすでに多くの職種にいたって広範に使える言葉であるが，看護マンパワーというときは，原義により近いものがあると理解しておくほうが，制度上のさまざまな矛盾の解決に向けて現実的な方略を考えやすいように思う。

また，医療のハイテク化や人口の高齢化を背景要因として確実に膨張しつつあった国民医療費を抑え，なおかつ国民のヘルスニーズに対し合理的に対応することが意図された**医療機能分化政策**が，いかに計画的，段階的に進められてきたか（**論点3**）について詳細に見ていく。

さらに，看護師不足の遠因をつくり，看護労働条件のいかんと切っても切れない関係にある**看護体制と看護料金体系**が制度としてどのように変遷したかをつぶさに検証する（**論点4**）。そしてこのような大きく浸透的な変化の流れに晒された**看護職の教育**が，施策としてどのように変わってきたか，またどのような課題を積み残しているかを見ていく（**論点5**）。

こうした中で，制度として見ると驚くほど変化の少ないのが，われわれの身分法である**保健師助産師看護師法**である。よくいえば"安定"している。批判的にいえば根本的には"変えようがない"，とする見方も成り立つ。それでも，よくぞと評価できる改正はあった。その経緯と背景を述べる（**論点6**）。

最後に，これは未来課題として位置づけるべきであろうが，**保健医療分野の情報化推進政策**，具体的には21世紀に入ってわが国でも拍車がかかった保健医療分野のIT化施策とその将来，さらには看護管理者としてこの変化にいかに対応すべきなのかについてが述べられる。（**論点7**）。

この章は，日々の看護実践の中で看護職が直面し，解決したいと思っても容易には解決の方途が見つからない種類の問題が，なぜそのように起きてきて，扱いにくいのかを考える際に，少なくとも状況の理解を助けてくれるに違いない。そして，そうした理解が，状況の改善に向けての現実的な展望——少し道は遠いにせよ——をもたせてくれるはずである。

論点 1：医療法の改正

＊ テキスト第4
巻第2章論点1 **A**
(2)参照

医療法*は，わが国の医療提供体制の基本を定める重要な法律である。医療の理念，医療機関の定義，病院・診療所・助産所の設置基準，医療計画，医療法人などを示しており，看護職が働く場の多くが医療法により規定されている。

医療法は 1948（昭和 23）年の制定以来数多くの改正を経て現在に至っている。当初は医療提供の量的整備を目指していたが，高齢社会の到来が予測されるようになり，医療提供体制も量から質へと転換されようとする中，最近は特に大きな改正が続いている。1985（昭和 60）年の改正を第 1 次医療法改正，1992（平成 4）年を第 2 次医療法改正，1997（平成 9）年を第 3 次医療法改正という。そして 2000（平成 12）年の改正を第 4 次医療法改正，2006（平成 18）年の改正を第 5 次医療法改正，2014（平成 26）年の改正を第 6 次医療法改正という。

A 第 1 次医療法改正

1985（昭和 60）年の第 1 次医療法改正は，医療政策の根幹を量的整備から質

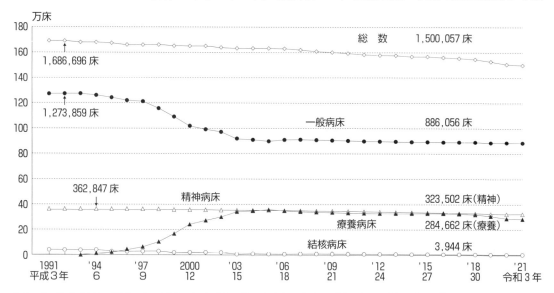

注1：「一般病床」は，平成 2 年〜平成 4 年は「その他の病床」であり，平成 5 年〜平成 12 年は「その他の病床」のうち「療養型病床群」を除いたものであり，平成 13・14 年は「一般病床」および「経過的旧その他の病床（経過的旧療養型病床群を除く）」である。

注2：「療養病床」は，平成 12 年までは「療養型病床群」であり，平成 13・14 年は「療養病床」および「経過的旧療養型病床群」である。

（厚生労働省：令和 3 年医療施設（動態）調査・病院報告の概況より一部改変）

●図3-1　病院病床数の推移

的整備に転換する画期的なものであった。この改正により**地域医療計画の策定**が都道府県に義務づけられ，この計画に基づき決定された必要病床数が，その地域の病院病床の事実上の上限となった。

確かに，計画の実施直前に**駆け込み増床**といわれる病床の急増が見られたが，その後病院数，病床数は抑制され，最近では減少傾向が続いている（**図3-1**）[1]。その一方で，従来見られた診療所を徐々に大きくして病院，そして大病院に成長していくというパターンが崩れ，買収，合併吸収などによる病院チェーン化が目立つようになってきている。

B 第2次医療法改正

第2次医療法改正は 1992（平成 4）年に行われた。「時代に対応した"医療供給体制の再編成"」の掛け声のもとで**病床の機能分化**が図られた改正であり，同時に法制定から約半世紀経って初めて**医療提供の理念**が規定された改正でもあった。

（1）病床の機能分化

従来は病床をもつ施設の区分といえば，19 床以下の診療所と 20 床以上の病院だけであり，それぞれの役割も実際にはあまり明確にされていなかった。また特に病院といえば，精神・結核・感染症を対象とした病床を除けば，その他は総合病院であるかないかくらいの違いしか定義されていなかった。しかし第2次医療法改正で，高度の医療の提供，医療技術の開発および評価そして研修を行わせる能力を有する**特定機能病院**と，主として長期にわたり療養を必要とする患者の入院を目的とした**療養型病床群**が制度化され，それ以降の病床機能分化の流れをつくった。

（2）医療提供の理念

医療法は医療提供体制の基本を定めているにもかかわらず，理念規定はなかった。その影響があるのかは定かではないが，それまでの病院は，老人や精神障害者の超長期入院や社会的入院に見られるように，医療という枠を超えて入院患者の生活の面倒を見る役割も担ってきた。しかし，それがその入院患者の QOL の低下をもたらしているとの指摘や，厳しい医療財政のもと，医療以外の役割に医療費を使うことが困難になっていることから，医療提供のあり方を改めて見直す必要が生じた。

●医療法への「看護師」の明記

　医療法第1条には，「看護師」が医療の担い手として明示されている。
　第123回通常国会に提案されようとしていた医療法改正案の原案には，看護婦（当時の表現）と薬剤師は明示されず，「医師，歯科医師その他」とされていた。しかし看護師であり衆議院議員でもあった外口玉子氏は，看護師等人材確保法の制定や訪問看護ステーションの創設等の結果，医療提供には看護師の数の確保と質向上が欠かせず，医療の担い手としての看護師の重要性が増したことを主張した。その結果，「看護師」の法文への明記が認められた。このことにより，その後看護は自律性をいっそう高めることとなった。

●表3-1　医療法（医療の定義，医療提供の場）

＊　右の条文は当時のもの（その後一部改正されている）

第一条の二　医療は，生命の尊重と個人の尊厳の保持を旨とし，医師，歯科医師，薬剤師，看護師その他の医療の担い手と医療を受ける者との信頼関係に基づき，及び医療を受ける者の心身の状況に応じて行われるとともに，その内容は，単に治療のみならず，疾病の予防のための措置及びリハビリテーションを含む良質かつ適切なものでなければならない。
2　医療は，国民自らの健康の保持のための努力を基礎として，病院，診療所，介護老人保健施設その他医療を提供する施設（以下「医療提供施設」という。），医療を受ける者の居宅等において，医療提供施設の機能に応じ効率的に提供されなければならない。

　このため第2次医療法改正によって定義された医療提供の理念は，医療は予防から治療，リハビリテーションを含む包括的な概念を示したが，当然のように生活保障は含まれなかった（表3-1）。

C　第3次医療法改正

　1997（平成9）年の第3次医療法改正は，患者の尊重という視点がどの程度医療法の規定に導入されるかが最も大きな論点であった。医療法改正に先立つ1996（平成8）年4月にまとめられた厚生省（当時）医療審議会の「今後の医療提供体制のあり方」では，**インフォームド・コンセント**の重要性が幅広く論じられた。そしてその意図を受け，医療法に「医師，歯科医師，薬剤師，看護師その他の医療の担い手は，医療を提供するに当たり，適切な説明を行い，医療を受ける者の理解を得るよう努めなければならない」（第1条の4）と，医療提供にあたっての患者への説明の努力義務規定が盛り込まれた。

（1）広告規制の緩和

　患者への説明と同時に，患者自身が自分に合った病院をより選びやすくするために，広告規制の緩和も行われた。医療法では医療機関が広告してよい内容が列記されている。従来は医療機関の名称や住所・電話番号，医師の氏名，診療日や診療時間などに広告できる事項が限られていたが，第3次改正では，紹介先の病院・診療所名，在宅医療の実施，食堂・談話室・浴室の有無，利用料

●ポジティブ・リストとネガティブ・リスト

　やってよいことを列記しているものを**ポジティブ・リスト**という。名前はポジティブと前向きであるが，意味は，リストに載っていることしかやってはならないという制限の強いものである。逆にやってはならないことを列記しているものを**ネガティブ・リスト**という。名前とは逆で掲載されていないことはやってもよいという自由度の高いものである。
　昨今の規制緩和の流れの中でポジティブ・リストをネガティブ・リストに変えていく動きも多く見られるが，医療法の広告規制に見られるように，こと医療に関してはこの動きはなかなか進まない。

の名称や費用などが追加された。

（2）機能分化の促進

　第 3 次医療法改正では第 2 次医療法改正によりできた「療養型病床群」が診療所へも拡大された。そもそも診療所は 48 時間以内の短期の入院を想定して病床をもつものとされていたが，実態は病院と同様，長期入院患者も多数いた。**診療所への療養型病床群の適用**は，定義とは異なっていた実態を追認したものであった。

　また，かかりつけ医の支援や他の医療機関との適切な役割分担と連携を図り，地域医療の充実を図る**地域医療支援病院**が創設された。地域医療支援病院では，特に，他の病院や診療所からの紹介患者に対する医療の提供，病院施設設備等の共同利用の実施，救急医療の提供，地域の医療従事者の資質向上を図るための研修の実施に力点がおかれた運営がされている。

　なお，併せて総合病院制度が廃止されたのもこの改正である。

（3）医療法人制度の見直し

　医療法人は，利益の配当禁止や医療事業とその他付随事業以外の事業の禁止といった強い制限がある一方，税制上の優遇などがある。しかし中には同族支配や税金対策といった批判も多く，制度の見直しが必要といわれていた。

　第 3 次医療法改正では，同族支配や残余財産の帰属先を制限する代わりに，より多くの収益事業を認め，医業経営の安定化を図った**特別医療法人制度**を創設した。併せて，介護保険制度創設に合わせ，医療法人の付帯業務にホームヘルプ事業，デイサービス事業，ショートステイ事業を追加した。

Ｄ　第 4 次医療法改正

　2000（平成 12）年に行われた第 4 次医療法改正は，「高齢化の進展等に伴う疾病構造の変化などをふまえ，良質な医療を効率的に提供する体制を確立するた

め，入院医療を提供する体制の整備，医療における情報提供の推進及び医療従事者の資質の向上を図る」と趣旨改正が行われ，特に新たな病床区分が創設されるなど，これからの医療機関のあり方を方向づける改正であった。

（1）新たな病床区分

第4次医療法改正により，精神・結核・感染症病床以外の病床（「その他病床」と呼んでいた）が，「一般病床」と「療養病床」に区分されることになった。

まず，**療養病床**とは，医療法では，精神・感染症・結核病床以外で「主として長期にわたり療養を必要とする患者を入院させるためのもの」と定義された。ちなみに従来の療養型病床群も「主として長期にわたり療養を必要とする患者を収容するためのもの」という定義であった。また，人員配置および構造設備基準は現行の療養型病床群を踏襲し，「療養病床」とはとりたてて新しくできたものではなく，従来の療養型病床群を焼き直したものであると考えてもよいだろう（**図3-2**）。**一般病床**は，精神・感染症・結核・療養以外の病床すべてである。従来の「その他病床」と比べ，**看護職員配置基準**が入院患者4人に対し看護職員1人（4対1，以下同）から3対1に引き上げられた。同時に患者1人当たりの病床面積が$4.3m^2$から$6.4m^2$（新築・改築の場合）に引き上げられた。

（2）医療における情報提供の推進

第3次医療法改正に引き続き，広告規制が大きく緩和された。新たに追加された主なものは，診療記録の開示をしている旨，公益財団法人日本医療機能評価機構が行う医療機能評価の結果，訪問看護に関する事項，健康診査の実施，保健指導または健康相談の実施，医師または歯科医師の略歴，年齢および性別，共同利用をすることができる医療機器に関する事項などである。

（3）医療従事者の資質の向上

医療従事者の資質の向上については，医療法の改正ではないが，同時に行われた医師法等の改正により，医師・歯科医師の卒後臨床研修が必修化された。これにより，医師については2年間，歯科医師は1年間の卒後研修が義務づけ

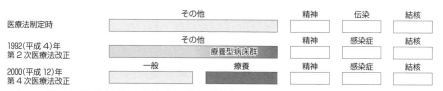

●図3-2　医療法における病床区分の変遷

られることになった。日本看護協会は，看護師についても必修化を求めたが，このときは要望がかなわなかった。

E 第5次医療法改正

2006（平成18）年に行われた第5次医療法改正は，医療制度改革法案（①健康保険法等の一部を改正する法律，②良質な医療を提供する体制の確立を図るための医療法等の一部を改正する法律）として医療法を含む関連法案をまとめて議論するという大改正であった。主な改正点は以下のとおりである。

（1）患者への情報提供の促進

患者の自己決定による医療を進めるために，病院ごとで行われてきた患者への情報提供を改め，都道府県を通じた医療機能情報提供制度が実施される。これにより住民・患者は，インターネット等で比較しながら自分の地域の病院を選びやすくなる。

（2）医療機能の分化・連携の促進

急性期病院→亜急性期病院→慢性期病院→かかりつけ診療所→在宅という流れを地域内で完結できるシステムを構築することでスムーズな医療を提供する。これらの連携をよくするために地域連携クリティカルパスの導入が進められる。

（3）療養病床縮小と看護職員配置の見直し

医療の範囲や病院の役割を明確にし，対象をより急性期にシフトする。そのために医療の必要性に応じた療養病床の再編成を行い，介護施設に移行すること等により2011年度末には現在ある38万床の療養病床を15万床までに減少させる。同時に残る療養病床については看護職員配置基準を充実させ，従来の6対1の基準を4対1に引き上げた（ただし経過措置があった）。

F 第6次医療法改正

2014（平成26）年には，地域における医療及び介護の総合的な確保を推進するための関係法律の整備等に関する法律（医療介護総合確保推進法）が成立し，他の法律とともに医療法も改正された。その主な内容は以下のとおりである。

（1）都道府県ごとの地域医療構想の策定

　都道府県はあらかじめ定められたガイドラインに基づき，さらに**病床機能報告制度**により集められた都道府県下の医療機関の情報をふまえ，**地域医療構想（ビジョン）**を策定する。そのビジョンには 2025 年の医療需要，入院・外来別・疾患別患者数等，二次医療圏ごとの医療機能別の必要量，それらを満たすために目指すべき医療提供体制とそれを実現するための施策などをまとめる。

（2）地域医療支援センターにおける医師確保支援

　地域ごとの医師の偏在を解消し，医師確保を円滑に進めることを支援するために，地域医療支援センターの機能に医師確保を明示する。

G　2015 年医療法改正

　2015（平成 27）年には，主に医療法人制度の見直しを目的にした医療法改正が行われた。医療法人の経営のガバナンスを強化し，透明性を図ることが求められる。一定規模の医療法人は会計基準に従った貸借対照表および損益計算書を作成し，公認会計士等による監査と計算書類の公告が必須となる。医療法人の役員は MS（メディカルサービス）法人を含む関係事業者との関係性を報告しなければならない。

　また，地域での医療機関相互間の機能分担や業務の連携を推進するため，地域医療連携推進法人制度を創設し，地域医療構想の実現を後押しする。

H　2018 年医療法改正

　2018（平成 30）年には，前年に起きた大学病院での医療事故の隠ぺい問題を受けて，特定機能病院のガバナンスが強化された。また，医療機関のホームページも広告規制の対象とし，ガイドラインを作り直した。

I　2021 年医療法改正

　新型コロナウイルス感染症感染拡大の経験をふまえて，5 事業に新興感染症対策医療を追加し 6 事業に拡大。また，外来機能報告制度を創設し，地域の医療機関の外来機能の明確化と連携を進めることとなった。

論点２：看護職員確保の施策

Ａ 看護職員確保の施策の必要性

　人口の高齢化や医療の高度化等により保健医療サービスの需要が高まる中で，保健医療従事者の最多数を占める看護職員の供給を需要に合致させていくこと(いわゆる看護マンパワー施策)は，重要な政策課題である。

　看護職員は年間約５万人の新規就業者を供給しているが，看護職員の主な就業場所である医療機関では，夜勤があり労働環境が厳しいこと，また女性が大部分であり，中途の離職者も多く，供給が安定しにくいという特徴を抱えている。そして需要と供給のバランスが急激に崩れたときには，看護師不足問題として社会問題化することから，看護職員確保の施策は重要なものとなっている。

　看護職員確保の施策は，1974 (昭和 49)年の第１次看護婦需給５カ年計画を皮切りに，現在まで連続して需要に見合った看護職員の確保が計画的に図られている。需給見通しは 2010 (平成 22)年までの間に７回策定されており，それぞれの計画終了時には目標どおりに供給数が増加して計画は達成されているが，その間に需要も増大し，引き続いて需給計画を策定するといういたちごっこが続いている。一方，この間の 1990 (平成 2)年頃に発生した看護婦不足問題から 1992 (平成 4)年に看護婦等の人材確保の促進に関する法律*(以下，人材確保法)が制定され，安定した供給が図れるよう各般の対策がこの法律の施行によって実施されてきている。

＊ 2001 年(平 成 13) 年に「看護師等の人材確保の促進に関する法律」と改称

　看護職員確保の施策は，需給計画を策定してその目標達成のための対策を講じることを基本としており，その対策の法的な位置づけを人材確保法で行い，看護職員の確保に関する施策をより強固なものとしている。この看護職員確保の施策について，第１次需給計画の策定から現在までの動向を追ってみたい。

Ｂ 看護婦需給計画および看護職員需給見通し

（１）第１次看護婦需給計画　1974 (昭和 49) 年２月策定

　昭和 40 年代は高度成長が始まった時期で，医療需要の増大に伴って病床数が急増したが，看護職員数の増加は病床数の伸びと比べて相対的に低く，看護婦不足は大きな社会問題となっていた。このため，1972 (昭和 47)年に看護制度改善検討会を設置して看護制度の改善に向けた検討が行われ，給与等の処遇

の改善が見られたが，看護職員の不足は解消されなかった。そこで，この問題の解決を図るために，厚生大臣の私的諮問機関である**社会保障長期計画懇談会**において**看護婦需給5カ年計画（第1次需給計画）**が1974（昭和49）年2月に取りまとめられた*。

*　この計画では，1974年末に42万1千人の就業者を，1978（昭和53）年には48万9千人とすることが目標とされた。

この計画を実施するための施策として，離職防止対策のために，保育施設事業の助成，潜在看護婦の活用対策としての無料職業紹介事業の実施，また養成所の運営費の助成等が行われている。これにより1978年の就業者数は約48万人となり，第1次5カ年計画はほぼ達成された。

（2）第2次看護婦需給計画　1979（昭和54）年9月策定

**　International Labour Organization

第1次5カ年計画の途中である1976（昭和51）年に，ILO** 総会において看護職員の雇用や労働条件等が取り上げられ，翌年に条約および勧告が採択されたことから，看護職員の勤務条件の改善が必要となってきた。また，人口の高齢化が急速に進むことも予測されており，高齢化社会への対応が必要となってきていた。

このような人口の高齢化，医学・医術の進歩に伴う医療需要の増大等の問題，看護職員の勤務条件改善の必要等に対応するために，1978（昭和53）年以降の看護職員の量的確保と質的向上が社会的に要請されたことから，昭和53年に**「看護体制検討会」**が設置され，1979（昭和54）年から1985（昭和60）年までの7年間の第2次需給計画が策定された***。

***　この計画では1985年末には66万4千人の就業者を確保することを目標としていた。

この計画期間中にも看護職員の離職防止対策，就業促進対策，養成力確保対策等が行われ，当該計画の最終年度である1985年には看護職員は67万人となり，第2次需給計画の目標は達成された。

（3）看護職員需給見通し　1989（平成元）年5月策定

1985（昭和60）年の医療法改正（p.84 参照）により各都道府県に医療計画の策定が義務づけられ，このことに端を発した駆け込みによる病床の増加が起こった。この病床数の急増が看護職員の需給に影響を及ぼし，第2次需給計画で目標とされた看護職員数の確保は達成されたものの，大幅な看護婦不足を招く結果となったため，看護職員の確保対策を多方面から講じる必要性が出てきた。

一方，地域の医療ニーズの多様化等により，従来の全国レベルで総需要数を推計し，これに必要な供給数を確保するという方法では，実態に十分対応することができなくなったことから，都道府県の必要看護職員数をベースとし，各都道府県の需要および供給の見通しを取りまとめた**看護職員需給見通し**が策

＊　この需給見通しでは，1988（昭和63）年の就業者76万6千人を，1994（平成6）年には93万5千人とするという見通しがまとめられた。

定された（1989年5月）＊。

（4）看護職員需給見通しの見直し　1991（平成3）年12月策定

1989（平成元）年看護職員需給見通しが策定された翌年の1990（平成2）年を初年度とした「高齢者保健福祉推進十か年戦略（ゴールドプラン）」が策定され，これに伴った看護職員の需要の増加が見込まれた。また，週40時間制等の労働時間短縮等の労働条件改善に伴う看護職員の需要の増加も見込まれ，看護婦不足問題は社会的にも大きな問題として取り上げられた。このような状況から，1990年8月に厚生省に設置された**保健医療・福祉マンパワー対策本部**において検討が行われ，翌年3月に中間報告がまとめられた。これを受けて同年3月に**「看護職員需給見通し」の見直し**が行われ，2000（平成12）年において就業者数を115万9千人とし，需給を均衡させることを目標とした。

この目標を達成するためには，看護職員確保に関して総合的な施策を推進する必要があることから，1992（平成4）年度予算では大幅な看護関係予算が確保された。また，具体的な施策としては，養成所の整備の促進，看護婦等修学資金の貸与，ナースセンターの創設，ナースバンク事業，「看護の心」普及事業，訪問看護支援事業，院内保育事業の充実，看護婦宿舎等に対する融資制度の拡大，看護業務省力化機器の特別償却制度の創設，看護職員リフレッシュ研修の実施等，各般の対策が行われている。なお，人材確保法はこの時期の看護婦不足の社会問題を受けてつくられている。

（5）第5次および第6次の看護職員需給見通し

人材確保法に基づく基本指針を基盤として，離職の防止，養成力の確保，再就業の支援等の総合的な看護職員確保対策が実施されてきたことから，1991（平成3）年に策定された需給見通しは順調に推移していた。

しかし，第4次医療法改正や介護保険制度の実施等の制度の変革期にあることをふまえ，2000（平成12）年度以降の需給見通しを策定する必要があることから，2005（平成17）年を最終年とする5年間の第5次看護職員需給見通しが策定された。当該見通しでは，2005年には130万人前後で需給がおおむね均衡することを見込んでいたが，供給は予想を上回り，2004（平成16）年の就業者数は129万2,593人となり，当該見通しの16年末の供給数を約2万人超える結果となった。

さらに，医療技術の進歩や患者の高齢化・重症化，在院日数の短縮，医療安全の確保，適切な在宅医療の提供など，時代の要請に応えられる看護職員の質・

量を確保することが求められていることから，今後の看護政策を考えるうえで重要な基礎資料として引き続き5年間の需給見通しを策定した。この需給見通しは「第六次看護職員需給見通しに関する検討会」が策定方針と標準的な調査票を示し，医療機関等の実態調査を行ったうえで2005（平成17）年12月に策定されたもので，最終年の2010（平成22）年には需要は140万6千人，供給は139万人となり，見通し上の達成率は98.9%となっている*。

＊ なお，第6次の需給見通しでは非常勤職員が増加していることを考慮して，常勤換算で人数を表している。

（6） 第7次看護職員需給見通しと長期推計　2010（平成22）年12月策定

　第6次看護職員需給見通しを策定した翌年の診療報酬改定において，入院基本料として7対1看護が新設され，急性期病院等では急激な看護師の採用が行われたことから，全国的に看護職員の不足感が強まっていった。その後，看護職員の就業者数が増加し，また，7対1看護に看護必要度基準が導入されたこと等により，7対1看護をとる医療機関の増加も鈍化したが，看護職員の不足感は続いていた。このような状況の中で，2008（平成20）年11月に厚生労働大臣主催の「看護の質の向上と確保に関する検討会」が開催され，2009（平成21）年3月にまとめられた中間とりまとめに，①少子化による養成数の減少などをふまえた長期的な需給見通しの検討，②看護職員確保のための就労継続および再就業の支援体制を強化する推進策の検討が明記され，これらを総合的に勘案して第7次看護職員需給見通しを策定することが示された。

　これをふまえて，2009（平成21）年5月に「第7次看護職員需給見通しに関する検討会」を設置して，2011（平成23）年から2015（平成27）年までの5年間を期間とする第7次看護職員需給見通しについて検討を行った。この検討会では，長期的な需給見通しを推計するための厚生労働科学研究班（主任研究者：伏見清秀）の報告を受けつつ，中期的見通しである5年間の需給見通しを都道府県の調査に基づいて策定し，看護職員確保策として先進的な取り組みを行っている事例報告をふまえて，効果的な確保策についても検討を行った。そして，2010（平成22）年12月に第7次看護職員需給見通しが策定された。

（7） 新たな看護職員需給推計

　第7次看護職員需給見通しは病院等への全数調査により把握した数字を積み上げる方法で策定してきたが，新たな看護職員需給推計では「経済財政運営と改革の基本方針2015」の指摘を受け，医師の需給推計方法と整合性を図り，将来の医療需要をふまえた推計方法で需給推計を行った。

　需要については，第7次医療計画および第7期介護保険事業計画等の影響を

●表3-2　看護職員の需給推計結果（全国単位）

(実人員　単位：人)

	平成28年	令和7（2025）年			
		都道府県報告値（係数等処理前）	シナリオ①	シナリオ②	シナリオ③
需要推計	1,660,071	1,801,633	1,880,682	1,897,561	2,019,773
病院＋有床診療所		972,849	1,015,301	1,024,413	1,090,390
精神病床	1,346,366	132,052	137,904	139,142	148,103
無床診療所		299,224	312,395	315,199	335,499
訪問看護事業所	46,977	112,558	117,502	118,556	126,192
（内訳）医療保険		26,523	27,691	27,939	29,739
介護保険		47,370	49,433	49,877	53,089
精神病床からの基盤整備		38,664	40,378	40,741	43,364
介護保険サービス等	149,683	187,413	195,692	197,448	210,165
学校養成所等	117,045	136,201	142,266	143,543	152,788
供給推計		1,746,664	1,746,664〜1,819,466	1,746,664〜1,819,466	1,746,664〜1,819,466

※　平成28年は看護職員就業者数（厚生労働省医政局看護課調べ）
（厚生労働省：医療従事者の需給に関する検討会 看護職員需給分科会 中間とりまとめ 概要版を一部改変）

加味して，「医療従事者の需給に関する検討会」が設計した推計ツールを都道府県が用いて算定した。それを国が集約したうえで，短時間勤務者の増加，ワークライフバランスの実現，労働環境の変化などに対応して幅をもたせた3つのシナリオを作成した。

供給については，2016（平成28）年の看護職員就業者数を基に，直近3カ年の伸び率を乗じて2025年の推計値を算出した（**表3-2**）。

C 看護師等の人材確保の促進に関する法律

（1）法律制定の経緯

1990（平成2）年8月に厚生省事務次官を本部長とする「保健医療・福祉マンパワー対策本部」が設置され，21世紀の本格的な高齢社会の到来に向けてその基盤となるマンパワー対策の検討が行われた。1991（平成3）年3月には中間報告が出され，ここで看護職員確保の対策を強化する方向性として，社会的評価の向上，労働条件の改善，養成力の強化，潜在マンパワーの就業促進，サービス供給体制の改善の5点が示されている。そして同年8月には「平成4年度保健医療・福祉マンパワー対策大綱」が取りまとめられ，ここに看護職員の人材確保を図るための法律案を提出することが提案されている。

　この提案に基づき，「看護婦等の人材確保の促進に関する法律案」(当時)が厚生省によって作成され，政府提案として1992 (平成4)年3月7日に国会に提出され，同年6月19日に可決し法律第86号として成立した。

(2) 法律の概要

　看護師等の人材確保の促進に関する法律(以下，人材確保法)はその目的を，看護師等の確保を促進するために養成，処遇の改善，資質の向上，就業の促進等の措置を講ずること，そして国民の看護に対する関心と理解を深めることに配慮しつつ，高度な専門知識と技能を有する看護師等を確保し，国民の保健医療の向上に資することと規定している。

　人材確保法は26条から成っており，その概要は以下の4つに整理される。

　1つは，看護師等の確保を促進するための基本指針の策定である。厚生労働大臣，文部科学大臣は，専門性に配慮した適切な看護業務のあり方を考慮して，国民の保健医療サービスの需要に対応した均衡のある看護師等確保対策を講ずることを基本理念として，看護師等の養成，処遇の改善，資質の向上，就業の促進等に関する事項を定めた基本的な指針を定めなければならないとする。

　2つには，関係者の責務として，国は看護師等の確保を促進するために必要な財政上および金融上の措置を講ずるよう努めるとともに，病院の健全な経営の確保に配慮すること，また，地方公共団体は看護師等の確保の促進に必要な措置を講ずるように努めることとしている。病院等の開設者は，看護師等が適切な処遇のもとで専門知識と技能を向上させ，これを看護業務に十分に発揮できるよう，処遇の改善等の措置を講ずるよう努めることとされており，2009 (平成20)年7月の同法改正において，新たに業務に従事する看護職員に対する臨床研修等の実施について努力義務が明記された。そして看護師等の責務としては，能力の開発および向上に努めるとともに自信と誇りをもってこれを看護業務に発揮するよう努めること，最後に国民の責務としては，看護の重要性を理解し，看護従事者へ感謝の念をもつよう心がけるとともに看護に親しむ活動に参加するよう努めることを規定している。

　3つには，看護職員確保の体制の整備として，公共職業安定所による職業紹介，そして，看護職員が著しく不足している病院における看護師等確保推進者の設置(設置しない場合には罰則が設けられている)を規定している。

　4つには，就業の促進活動を行う都道府県ナースセンター，および当該ナースセンターの指導，援助を行う中央ナースセンターの指定およびその業務内容の規定をしている。

D 今後の看護職員確保の対策

人材確保法の基本方針に基づいた看護職員確保対策の実施により，看護職員需給見通しに沿った看護職員の量的な確保は現在のところ順調に推移している。その一方で，医療の高度化への対応や，昨今の医療事故問題に端を発した医療安全対策等，看護の資質の向上を図っていく対策が特に重要となってきている。また，少子化による若年人口の減少に伴い，離職防止対策の強化や労働環境の改善を含んだ魅力ある職場づくりが重要である。医療機関においては単に 2 交替・3 交替という勤務形態のみでなく，短時間勤務の組み合わせやスポット的な勤務など，多様な働き方を可能とする勤務体制や，育児等による退職者を減らし，働き続けることが可能となる短時間正規雇用制度の導入，また退職した看護師等のキャリアを活用する工夫なども考慮に入れた看護職員確保対策が必要とされる。

看護職員は 2025 年には約 200 万人が必要と，**社会保障・税一体改革**において推計されており，わが国の少子化の状況を考えると，より実効性のある確保対策が必要となっている。このため，「持続可能な社会保障制度の確立を図るための改革の推進に関する法律」において，医療従事者の確保および勤務環境の改善が掲げられ，これに基づき，2014 年の**地域における医療及び介護の総合的な確保を推進するための関係法律の整備等に関する法律(医療介護総合確保推進法)**で以下の法律等が改正され，確保対策はさらに強化されることとなった[2]。

①看護職員の復職支援の強化(看護師等人材確保促進法改正 2015 年 10 月 1 日施行)
・看護師等免許保持者について一定の情報の届出制度を創設し，離職者の把握を徹底
・ナースセンターが，離職後も一定の「つながり」を確保し，ライフサイクルを通じて，適切なタイミングで復職研修等必要な支援を実施
②勤務環境の改善を通じた定着・離職防止(医療法改正 2014 年 10 月 1 日施行)
・医師等を含めた医療スタッフ全体の勤務環境を改善するため，医療機関による自主的な勤務環境改善活動を促進するとともに，医療勤務環境改善支援センターが医療機関の取組をバックアップするシステムを構築。こうしたシステムを普及させることで，看護職員について定着・離職防止を推進。ワークライフバランスなどにも配慮した取組

論点3：医療機能分化政策

　患者の状況はさまざまである。したがって，入院している患者の状況に対応し，病床整備のあり方が異なっていくのは当然のことであろう。現在，病床の機能分化を進める政策が行われているがまだ途上である。機能分化は，自らが属す病院や病棟がすべきことは何かを考えることから始まる。

Ａ　医療法における病床の機能分化

（1）医療法による機能分化

　1948（昭和23）年の医療法制定時には，病床は「その他病床」「精神病床」「伝染病床」「結核病床」に4区分されていた。内科や外科等のことを一般病床と多くの人が呼んでいるが，医療法上は実は「その他病床」に該当していた。

　1992（平成4）年の医療法改正で，「その他病床」の中で主に長期間入院している患者が多い病床群(特に小さな病院では病棟単位とは限らないので病床群と呼んだ)を「療養型病床群」とすることになった。ついで2000（平成12）年の医療法改正では，「その他病床」が廃止され，代わりに**一般病床**と**療養病床**に区分されることになった。

　この機能区分に関する経緯は，第3章論点1の**Ｄ**「第4次医療法改正」（p.88）をもう一度参照いただきたい。

（2）一般病床と療養病床

　一般病床と療養病床の主な施設基準は，**表3-3**のとおりである。

　療養病床は，精神・感染症・結核病床以外で「主として長期にわたり療養を必要とする患者を入院させるためのもの」と定義されている。したがって，療養環境をよくするために浴室，談話室，食堂，さらにリハビリテーションのための機能訓練室も置く必要がある。その一方で，医師と看護職員の基準が低い。

　一般病床は，精神病床，感染症病床，結核病床，療養病床以外のものというのが医療法での定義である。したがって特徴を一言でいうのは難しいが，あえていえば「身体疾患の治療をするための病床」とでもなろうか。医療法には一般病床や療養病床で行われるべき治療やケア等の内容に関する定義はない。どのような治療やケア等を行うかは，まったく現場の裁量による。

●表 3-3　一般病床，療養病床の主な施設基準

＜主な人員配置基準＞

	医師	看護職員・看護補助者		薬剤師
一般病床	16：1	3：1（看護職員）		70：1
療養病床（病院）	48：1	4：1*（看護職員）	4：1*（看護補助者）	150：1

＊　事実上，5：1であっても診療報酬は算定できる。

＜主な構造設備基準＞

	患者1人当たりの床面積	廊下幅		その他
		片側居室	両側居室	
一般病床	6.4㎡	1.8 m以上	2.1 m以上	
療養病床	6.4㎡	1.8 m以上	2.7 m以上	機能訓練室，浴室，談話室，食堂

注：経過規定：新築・全面改築をしない場合は，床面積は，一般病床では4.3㎡以上。廊下幅は，
　　一般病床，療養病床ともに片側居室1.2 m以上，両側居室1.6 m以上。

（3）病床機能報告制度における医療機能

　2014（平成26）年の医療法改正で，地域医療構想策定にあたって医療機関が病棟ごとに報告する医療提供施設の機能として，以下の4種が提示された。

①高度急性期機能（急性期の患者に対し，状態の早期安定化に向けて，診療密度が特に高い医療を提供する機能）

②急性期機能（急性期の患者に対し，状態の早期安定化に向けて，医療を提供する機能）

③回復期機能（急性期を経過した患者への在宅復帰に向けた医療やリハビリテーションを提供する機能，特に，急性期を経過した脳血管疾患や大腿骨頸部骨折等の患者に対し，ADLの向上や在宅復帰を目的としたリハビリテーションを集中的に提供する機能〈回復期リハビリテーション機能〉）

④慢性期機能（長期にわたり療養が必要な患者を入院させる機能，長期にわたり療養が必要な重度の障害者〈重度の意識障害者を含む〉，筋ジストロフィー患者または難病患者等を入院させる機能）

B　診療報酬による病床の機能分化

　医療法における機能区分は，大枠を示しているにすぎない。しかし一方で，診療報酬によって病床のあり方がかなり細かく区分されている。

　診療報酬は，公的医療保険制度が療養の給付を行うにあたっての支払い基準である。基準はかなり細かく，さまざまな医療行為に対し点数と支払い要件が

●表3-4　主な特定入院料　　　　　　　　　　　　　　　　　　　　　　　　　　＊　名称は創設時のもの

創設年	特定入院料	主な算定要件（2022年度）
1978	特定集中治療室管理加算 ※「特定集中治療室管理料」に変更	看護師が常時2：1以上いる集中治療室。重症度，医療・看護必要度の当該基準を満たす患者割合の要件あり。
1981	新生児特定集中治療室管理加算 ※「新生児特定集中治療室管理料」に変更	助産師または看護師が常時3：1以上で，NICUに必要な設備を備えている。
1984	救命救急入院料	救命救急センターを有する病院での治療室で，重篤な救急患者に対する施術等の診療体制に必要な看護職員の常時配置を要する。
1990	緩和ケア病棟入院料	主として末期の悪性腫瘍および後天性免疫不全症候群の患者を対象にし，看護職員7：1以上の配置や入退院の判定を医師・看護師等により基準に従って行っている。
1992	老人性痴呆疾患治療病棟入院医療管理料 ※「認知症治療病棟入院料」に変更。	主として急性期の集中的な治療を要する認知症患者を対象にし，看護職員が20：1以上，精神科医師および病棟専従の作業療法士等が勤務している。生活機能回復訓練・指導を1人1日4時間週5回実施。 （認知症治療病棟入院料1）
1994	精神療養病棟入院料	看護要員が15：1以上で，作業療法士または作業療法の経験のある看護職員が常勤。談話室・食堂・面会室・公衆電話・浴室を設置し鉄格子がない。
1994	特殊疾患療養病棟入院料 ※「特殊疾患病棟入院料」に変更。	看護要員が10：1以上で，重度の障害者（重度の意識障害を含む），筋ジストロフィーまたは難病の患者が8割以上を占める病棟。
1996	総合周産期特定集中治療室管理料	助産師または看護師が常時3：1以上おり，必要な設備を備えている。
1996	精神科急性期治療病棟入院料	主として急性期の集中的な治療を要する精神病の患者を対象に，看護職員13：1以上を配置し，精神保健指定医を常時1名以上配置，精神保健福祉士または公認心理師が常勤。1カ月の延べ入院日数のうち4割以上が新入院患者で，措置入院患者，鑑定入院患者および医療観察法入院患者を除く新規患者の4割以上が入院3カ月以内に退院し在宅等へ。 （精神科急性期治療病棟入院料1）
2000	小児入院医療管理料	平均在院日数が21日以内，看護師7：1以上を配置する小児科の専門病棟。（小児入院医療管理料1）
2000	一類感染症患者入院医療管理料	特定感染症指定医療機関または第一種感染症指定医療機関にあり，看護師が常時2：1以上配置され，必要な設備を整えている。
2000	特殊疾患入院医療管理料	看護要員が10：1以上で，重度の障害者（重度の意識障害を含む），筋ジストロフィーまたは難病の患者が8割以上を占める病棟。
2000	回復期リハビリテーション病棟入院料	回復期のリハビリが必要な患者が8割以上を占めた病棟で，看護職員を13：1以上配置したうえに病棟専任の医師1名以上，専従の理学療法士3名以上・作業療法士2名以上・言語聴覚士1名以上，専任の社会福祉士等1名以上がおり，リハビリテーション計画の作成，実施，定期的な評価が行われている。 （回復期リハビリテーション病棟入院料1）
2002	精神科救急入院料 ※「精神科救急急性期医療入院料」に変更。	年間新規入院患者の6割以上が措置入院，緊急措置入院，医療保護入院，応急入院，鑑定入院および医療観察法入院で看護師10：1，常勤医師16：1，精神保健福祉士2名以上を配置。措置入院，鑑定入院および医療観察法入院患者を除く新規患者の4割以上が入院3カ月以内に退院し在宅等へ。 （精神科救急入院料2） ※2022年に精神科救急急性期医療入院料に改め，体系を整理。身体合併症対応，24時間救急対応等，病棟常勤指定医師の廃止を加算として評価。

2004	ハイケアユニット入院医療管理料	ICU の後方機能として位置づけられ，看護師が常時４：１以上で特定集中治療室に準ずる設備を有し，かつ８割以上の患者が重症度，医療・看護必要度の一定条件を満たしている。（ハイケアユニット入院医療管理料１）
2006	脳卒中ケアユニット入院医療管理料	看護師が常時３：１以上で，理学療法士または作業療法士も常勤で１名以上。脳梗塞，脳出血，くも膜下出血の患者がおおむね８割以上。
2008	精神科救急・合併症入院料	救命救急センターをもつ病院で，合併症ユニットがある場合，入院患者の常時８割以上が一定の身体疾患をもつ精神障害者であること。
2010	新生児治療回復室入院医療管理料	NICU の後方病床の評価。集中治療室を含め 30 日以内算定できる。
2012	小児特定集中治療室管理料	看護師が常時２：１以上で，専任の小児科医師が常時治療室内に勤務している。
2014	地域包括ケア病棟入院料	急性期後の受け入れなどにより地域包括ケアを担うことを目指す。看護配置13：１以上。
2016	地域移行機能強化病棟入院料	集中的な退院支援と精神病床数の適正化に取り組む精神病棟を評価。看護職員，作業療法士，精神保健福祉士および看護補助者が 15：１以上。

１つひとつ決められている。

　特に**特定入院料**(**表3-4**)と呼ばれる一群の点数は，ほぼ病棟単位でその機能を定義するような算定要件をもつ。そしてこの点数を次々につくることによって病床の機能分化政策が進められている。

　たとえば，1990（平成2)年度診療報酬改定で創設された緩和ケア病棟入院料は，主として末期の悪性腫瘍患者を対象にし，看護職員 1.5：1（約７：１相当）以上の配置や入退院の判定を医師・看護師等により基準に従って行っていることなどの算定要件を満たす病棟が対象とされた。2000（平成 12)年度診療報酬改定でできた回復期リハビリテーション病棟入院料は，回復期にあり，リハビ

●表3-5　病院の機能分化

	一般病院	特定機能病院	地域医療支援病院
主な機能		・高度の医療を提供 ・高度の医療技術の開発および評価 ・高度の医療に関する研修	・紹介患者に対する医療を提供 ・病床や高額医療機器の共同利用 ・24 時間救急医療 ・地域の医療従事者に対する研修
病床	20 床以上	400 床以上	200 床以上
診療科	規定なし	内科，外科，精神科，小児科，産科，婦人科，放射線科，麻酔科，救急科など 16 科（がんや循環器等の疾患に関する特定領域の病院では 10 科）	規定なし
紹介	規定なし	紹介患者の割合が 50%（特定領域の病院では 80%）以上となるよう努力する	紹介患者の割合が原則として80%以上など
設備	手術室，臨床検査施設，診察室，処置室など	一般病院の施設設備に加え，集中治療室，無菌状態の維持された病室，医薬品情報管理室など	一般病院の施設設備に加え，集中治療室，検査施設，病理解剖室，研究室，講義室など

リが必要な患者が8割以上を占めた病棟で，看護職員を3：1（15：1相当）以上配置したうえに，病棟専従の医師1名以上・理学療法士2名以上・作業療法士1名以上がおり，リハビリテーション計画の作成・実施・定期的な評価が行われている等の要件を満たすこととされた。また，特定集中治療室管理料は，看護師が常時2：1以上いるICU等に入院した患者に対し14日間を上限に算定できるが，重症度が一定基準を下回った患者が多くなると点数が減算，とされた（2002年）。

　特定入院料は診療報酬が改定されるたびに増加する傾向にあり，今後もこの点数の増加により病床の機能が1つひとつ明確になっていくと考えられている。

C 病院の機能分化

　病床の機能分化とは別に，特別な役割をもつ病院が医療法で規定されている。**特定機能病院**と**地域医療支援病院**である（**表3-5**）。

（1）特定機能病院

　特定機能病院は，1992（平成4）年の第2次医療法改正により創設された高度先端医療に特に対応した病院で，現在，大学病院の本院，国立がん研究センター中央病院（東京都），国立循環器病研究センター（大阪府），等が指定されている。①高度の医療を提供する能力，②高度の医療技術の開発および評価を行う能力，③高度の医療に関する研修を行わせる能力，を有することが必要とされ，風邪や胃腸炎などいわゆる普通の病気ではなく，高度医療が必要な特殊な病気を診ることが想定されている。

　また，高度な医療を提供するのに併せ，人員基準，施設基準等が一般の病院より強化されている。人員については看護職員は，入院患者数（新生児を含む）2人*に対し1名以上，医師は入院患者の数と外来患者の数を2.5をもって除した数との和を8で除した数以上を配置しなければならない。また，高度医療を提供するために集中治療室，検査室および病理解剖室を必ず置くこと，研究や研修を進めるために研究室，講義室，図書室を置くことが必要である。

*　2.5人から引き上げられた（2006年4月より施行）。

（2）地域医療支援病院

　日常の医療圏に相当する2次医療圏の中で必要な医療機能を提供し，さらにかかりつけ医を支援するために，1997（平成9）年の第3次医療法改正により地域医療支援病院が創設された。地域医療のバックアップ体制という位置づけな

ので，他の医療機関から紹介された患者を中心に医療を提供し，また病床や高額医療機器などを地域の医師たちと共同利用できる体制を整えなければならない。また，大病院では自前で医療従事者の研修をできるが，そうでない病院も多いため，地域の医療従事者の資質向上のために研修も引き受ける。2022（令和4）年9月現在，全国で685病院が承認されている。

D　これからの機能分化

　病院や病床の機能分化は今後も進むと考えられる。厚生労働省は，2003年8月に発表した「医療提供体制の改革のビジョン」の中に，将来のイメージとして「患者の病態に応じた医療を提供するために，急性期医療，長期療養など，医療機関の機能分化が進む」といい切っている。その機能分化は，急性期と長期療養では異なる方向に進むであろう。

　急性期医療は，さらに手厚い治療・看護を重点的集中的に提供することによって，早期退院を目指すものとなるであろう。その結果，平均在院日数が短縮されるとともに，急性期を担当する病床数はますます限られていくと考えられる。一方，長期療養では療養環境をさらに良質にし，また患者の社会復帰を促進することが強調されていくだろう。

　機能分化の進展と同時に必要なことは，**地域包括ケアシステム**の構築を意識し，それぞれの医療機関が地域においてどのような役割を果たすべきかを考えることである。さらに病院だけでなく診療所や介護保険施設，地域医療を担う訪問看護ステーションやさまざまな在宅介護サービス事業所との連携も今まで以上に必要となっていく。

論点4：看護体制と料金体系の改革

A　看護体制の経済的評価

　医療機関の看護職員配置は，医療法において規定されているが，これを最低基準として看護職員配置に対する経済的評価を行ってきたものが，診療報酬の**看護料**である。看護料は，現在では入院基本料の中に包含されているが，看護料による看護サービスの評価は，看護体制の充実に大きくかかわってきた。

　看護料は，看護職員の人件費を算定基礎としており，入院患者数に対する看護職員の配置割合によって異なっている。また，看護料は看護体制のうち看護師と准看護師の比率，夜間の看護体制，そして付添看護の有無を要件として設定されている。このため，高い看護料を算定するためには，看護職員の配置を高めること，看護職員のうち看護師を多く雇用すること，夜勤体制を手厚くし労働条件を改善すること，そして付添看護を行わないことが必要であり，このことから看護料は看護体制の充実を誘導してきた。

　ここで看護料による看護サービスの評価を行うことで看護職員の配置を高め，看護体制の充実を図ってきた経緯について振り返ってみたい。

　1958（昭和33）年の創設当時，**基準看護**は入院患者4人に看護職員1人の体制のみを評価していた。しかしその後1972（昭和47）年には患者3人に看護要員（看護補助者も含まれる）1人の**特1類看護**，そして1974（昭和49）年には患者2.5人に看護要員1人の**特2類看護**，1988（昭和63）年には患者2人に看護要員1人の**特3類看護**が設けられた。そして1994（平成6）年には患者2人に看護職員1人を上限とする配置を評価する**新看護体系**がつくられた。このような高い看護職員配置の類型を新設することは，医療機関の看護職員を増加させ，ひいては看護サービスの向上につながっていった。

　基準看護では創設当時から看護職員のうち看護師は4割以上という最低基準が要件とされていた。このことから，基準看護を算定する医療機関は1990（平成2）年までは3割台にとどまっていた。このため，1992（平成4）年にはこの最低基準を3割とし，また1994（平成6）年の**新看護体系**ではこれを2割までに下げている。しかし一方で新看護体系では看護職員のうち，看護師の割合が7割以上，4割以上，2割以上の3段階に分けて看護料の加算を行ったことから，医療機関において看護師の雇用が急激に進んでいった。

　夜勤体制については，深刻な看護職員不足が社会問題化したことから，1992

（平成4）年に夜間の労働条件を改善し，看護サービスを充実させるために，基準看護に**夜間看護加算**が新設された。この加算は，複数夜勤で一月の夜勤が8回以内という要件であったことから，看護職員の夜勤負担を軽減し，処遇が改善される方向につながっていき，適切な夜間の看護体制をとる病院が増加していった。

　最後に**付添看護**であるが，そもそも付添看護が常態化していた当時の医療機関の看護に対し，医療機関所属の看護職員が看護を行うべきという考え方から基準看護（創設当時は完全看護）が創設されており，看護体制を充実して付添看護を行わない病院をつくることが基準看護の目的でもあった。しかし，基準看護の類型を増やし点数を高くしてもこれを算定する医療機関があまり増加せず，付添看護病院が減少しないことから，1994（平成6）年に健康保険法を改正して**付添看護制度の廃止**に踏み切っている。このように，診療報酬における看護料は，看護の経済的な評価を行うものではあるが，看護料の算定に看護体制に関する要件を設けることで，より適切な看護が行われる体制を誘導し，つくり上げてきている。その意味で，看護料の改定は看護施策の重要な柱であったといえよう。

B　看護料の改革

（1）基準看護

　基準看護は，付添看護を行わず，医療法の規定である入院患者4人に看護職員が1人以上配置されている看護体制の評価として，1958（昭和33）年に創設された。基準看護は前述のように，より高い看護職員の配置を行っている医療機関の評価を行うために類型を特3類まで増やしてきた。にもかかわらず，基準看護病院はあまり増加せず，また，もう1つの目的であった付添看護を行わない医療機関も増加してきていなかった。入院サービスの基準として看護の基準のほかに，給食および寝具設備の基準があり，これらの基準を満たしている病院は9割以上となっていたが，その一方で基準看護については3割から4割という状況が続いていた。このため，基準看護は基本構造が現状にそぐわない点があるのではないかと考えられ，基準看護創設以降35年を経て，改めてその役割，機能の見直しが行われることになった。

（2）新看護体系

　1993（平成5）年に設置された中央社会保険医療協議会診療報酬基本問題小委

員会において基準入院サービスの見直しに関して検討が行われ，基準看護を見直す観点として，①実際に配置されている看護要員数の評価，②看護・介護の質に対する評価，③付添看護の是正，④一般，精神・結核との一本化などの事項が示された。これらの視点から新たな看護料体系のあり方が検討され，その結果，1994（平成6）年，**新看護体系**が創設された。

　新看護体系は，基準看護のような積み上げ方式の評価ではなく，看護職員の配置割合と看護補助者の配置割合をマトリックスで示し，両者の合計が患者2人に看護要員1人までの体制を評価することとした。また新看護体系では，病棟種別（一般，結核，精神，療養）に関係なく配置された人員構成によって，看護料を算定できるという自由度がもたらされた。そして，看護職員のうちの看護師比率を2割まで下げ，多くの医療機関が新看護体系による看護料を算定できるしくみとした。また，付添看護を行っていた医療機関が新看護体系へ移行しやすいように，付添看護の介護形態と類似した**特別介護料**（看護補助者が寝たきりの患者2人または3人に対して介護を行う）や**特別看護料**（看護職員が重篤な患者1人または2人に対して看護を行う），そして付添看護を減少させ看護職員等の増員計画を立てた場合の加算として**付添看護解消計画加算**を新設して，計画的，段階的に付添看護を解消していくことができるような手当を行っている。このように，基準看護を創設した当時からのねらいであった付添看護を行う医療機関をなくし，医療機関所属の看護職員が看護を行う看護体制をとるということが，1994（平成6）年の新看護体系という看護料の改革を行うことによって，初めて可能となっている。新看護体系がつくられたことによって，ようやく医療機関の看護体制が充実し，看護の基準を満たす医療機関は1998（平成10）年には9割以上となった。また，看護料を算定する医療機関の増加によって，入院医療費に占める看護料の割合は，社会医療診療行為別調査によると，1990（平成2）年には19.3％であったが，1998（平成10）年には25.4％となり，看護料は入院医療の診療報酬体系を考えるうえで重要な柱となった。医療機関にとっても看護料は安定した基礎的な収入源となり，医療機関の経営にとって看護料の位置づけが重視されるようになっていったのである。

（3）入院基本料

　2000（平成12）年**入院基本料**が創設された。これまで看護サービスを経済的に評価してきた看護料は入院基本料に包括され，看護体制の基準は残っているものの新看護体系自体は廃止された。新看護体系は，わずか6年間，看護を評価した体系となった。入院基本料の創設は，1997（平成9）年に与党医療保険制

度改革協議会から出された**医療保険制度抜本改革案**が発端である。この改革案が出された背景には，医療保険制度の財源問題のために患者負担割合を増加した健康保険法等の改正があり，この改革の中で診療報酬体系等の改革を行うこととされた。このため医療保険福祉審議会の診療報酬体系見直し作業委員会において詳細な検討が行われ，「入院基本料」という考え方が提示された。

　これは，病院の機能に応じた評価体系として，入院という組織的な医療提供体制を総合的に評価し，その効率的な医療サービスの提供を誘導できる新たなしくみ(ホスピタルフィーの体系)を検討する必要があり，このためには，入院環境料，看護料，入院時医学管理料などを基本とした入院医療の実施体制や機能を総合評価する「入院基本料」というしくみの導入が必要という考え方を示したものである。この考え方に基づき，2000 (平成 12)年度改定において入院基本料が創設され，この中に看護料が包括された。2006 (平成 18)年度改定で**7対1入院基本料**が新設され，手厚い看護体制の評価を行ったが，一部の医療機関に看護師が集まったことから看護師の偏在が問題となった。2008 (平成 20)年度改定では適正化を図るため，7対1看護に「看護必要度」基準が導入され，手厚い看護サービスの必要な医療機関は高い看護職員配置がとれる設定とした。2010 (平成 22)年度改定では 10対1入院基本料に患者の重症度・看護必要度を継続的に測定することを評価した一般病棟看護必要度評価加算が新設された。また，これまで7対1および10対1入院基本料には看護補助者の配置が評価されていなかったが，急性期看護補助体制加算が設置され，2012 (平成 24)年度改定では，その拡充がされた*。2018 (平成 30)年の改定においては，入院医療の評価体系が再編・統合され，7対1入院基本料および10対1入院基本料は**急性期一般入院基本料**とされたが，7対1と10対1の中間には診療実績に応じた段階的な評価が新設された。また，13対1入院基本料および15対1入院基本料は**地域一般入院基本料**とされた。そして，急性期一般入院基本料の実績評価の指標となる重症度，医療・看護必要度については見直しが行われ，新たに診療実績データを用いた判定方法が追加され，従来の方法と選択することが可能となった。入院基本料に看護料が包括化されて 20年以上が経過するが，看護管理はどのように変わってきたのだろうか。

　入院基本料の算定要件を見ると，1999 (平成 11)年度の看護料の算定要件がほぼ同様の形で組み込まれている。看護料としての個別の点数はなくなったが，看護職員を充実させ，看護体制を整備しなければ高い入院基本料が算定できないしくみとなっていることから，看護料が果たしてきた看護体制を充実させる手段としての役割には，何ら変更はないものと思われる。しかし，医療機関側

＊　2014 (平成 26)年度改定では重症度・看護必要度が見直され，名称を「重症度，医療・看護必要度」に改めるとともに，A項目の内容が改定された。

から見ると，看護料としての収入が数字上表記されなくなったことから，看護職員の確保にあたって，看護部門の交渉が困難になることも考えられる。しかしその一方で，看護部門が入院基本料の算定要件を満たす看護要員の確保のみならず，他の算定要件，たとえば平均入院日数や，入院診療計画の作成に必要な看護職員確保などに関して，入院サービスの充実や病棟の機能分化を促進させることにも力量を発揮できる素地ができたのではないかと思われる。

このように入院サービスを包括的に評価することは，看護管理者が看護職員の確保や看護サービスの向上にのみリーダーシップを発揮するのではなく，病院の入院サービス全般にかかわっていく必要性をもつことを示唆しており，看護管理業務の幅の広がりを感じさせる動きといえるであろう。

（4）DPC/PDPS（Diagnosis Procedure Combination/Per-Diem Payment System）

2003（平成15）年4月以降，特定機能病院の支払い方式は，診断群分類に基づいた1日当たりの包括評価（DPC）となった。手術料や千点以上の処置などは出来高払いとなるが，入院基本料，投薬，注射などは包括され，在院日数により1日当たりの点数が低減するしくみとなっている。看護料に相当する評価はDPCの中に包括されている。看護職員の配置や看護サービスの提供は医療の質に直結することであり，看護管理者は自由度が高まった入院医療サービスの提供において看護の評価を提示していくことがより重要となってきている。

（5）特定入院料

入院サービスの支払いは病棟ごとに，診療行為ごとの支払い方式をとる病棟（入院基本料算定病棟）と，主な診療行為を包括的に評価した特定入院料を算定する病棟とがある。特定入院料は病棟単位（看護単位）でかなり特徴のある入院医療を包括化しており，診療報酬の改定ごとにこのような包括評価をする病棟の種類が増加している。特定入院料は，特定集中治療室管理料のように常時患者2人に看護師1人の体制と専門性の高い看護師の配置，緩和ケア病棟入院料のように看護師のみの7対1看護体制を要件とするなど，入院基本料では行えない特別な看護体制を評価してきている。

このように特定入院料は，入院基本料のような入院サービス全体を評価する中では困難であるが，特定の分野に限って質の高い看護の評価を行うことを可能としており，病棟単位の機能分化を図ることにより，効率的で質の高い看護サービスを提供する手段として特定入院料を活用することが必要であろう。

また，手厚い看護職員配置を評価した特定入院料として，2004（平成16）年

に「ハイケアユニット入院医療管理料」が新設され，このユニットに入る患者の病態の評価に「重症度・看護必要度」基準が初めて導入された。2018（平成30）年改定では救命救急入院料や脳卒中ケアユニット入院医療管理料にも「重症度，医療・看護必要度」の測定が要件とされた。

Ⓒ　看護施策としての看護の経済的評価

　医療サービスの経済的評価を行っている診療報酬は，医療機関の収入源として経営の安定化を図り，また，新たな医療技術の導入や医療サービスの適正化等を行っている。看護サービスについては，看護職員の増員を促進し，看護サービスの質を確保し，また訪問看護や外来における指導を充実させてきている。

　診療報酬と看護施策との関係を詳しく見てみると，看護職員では，一般病床については医療法で規定する入院患者3人に看護職員1人の最低基準を，基準看護や新看護体系・入院基本料において看護職員配置の高い類型を創設することによって，患者2人に看護職員1人以上を配置する病院を増加させてきている。看護職員の就業者数で見ると，医療機関に就業する看護職員は1958（昭和33）年には15万2千人であったが，2016（平成28）年末には約166万人と約10倍となっており，高齢化や医療の高度化等に伴って必要となる看護職員の配置割合を高めるという看護施策を誘導する役割を果たしてきていることがわかる。看護サービスの質については，量の確保のような明快な説明はできないが，新看護体系において看護師配置の比率を高める方向で看護料の加算を設けたこと，また，間接的ではあるが，夜間勤務等看護加算によって夜勤の負担を軽減したことが看護の質を確保することに寄与してきたといえよう。

　そして，外来における看護職員による指導として在宅療養指導料が設定され，これによって外来で看護職員が指導するという業務が認められた。その後この点数は訪問看護のように大幅な増加ではなかったが，指導形態の広がりとして「ウイルス疾患指導料」や「喘息治療管理料」等ができており，2010（平成22）年度改定ではがん患者カウンセリング料（現「がん患者指導管理料」）が新設され，外来看護における専門的な指導が評価される方向にある。一方，看護職員が行うサービスを直接的に評価したものではないが，退院時共同指導料，重症皮膚潰瘍管理加算などは，看護職員が関与するものとして評価されていることから，看護職員の必要性や看護の業務内容を充実させる方向で影響を与えており，看護サービスの質向上に寄与していると考えることができる。また，2012（平成24）年度改定では，早期の在宅移行を進める観点から，退院調整加算（現

「入退院支援加算」)が新設され，退院調整部門が評価されている。

　今後は，特別な看護技術や一般の看護師では行えない高度な看護サービスについて診療報酬で評価されていくこと，特に専門看護師や認定看護師が増加してきていることから，このような資格をもった看護師のケアを評価していくことが課題であろう。2006 (平成 18) 年度改定で新設された褥瘡ハイリスク患者ケア加算は褥瘡ケアの専門研修を受けた専従の看護師が褥瘡管理者として配置されていることが要件とされており，このような専門的な知識・技術をもった看護師が行う褥瘡ケアに評価が行われたことは，今後，専門的な看護の評価につながっていくものと思われる。実際に 2008 (平成 20) 年度改定では，糖尿病合併症管理料，退院支援計画作成加算(現「入退院支援加算」)，リンパ浮腫指導管理料，2010 (平成 22) 年度改定では院内トリアージ加算(現「院内トリアージ実施料」)が新設され，いずれも研修を受けた看護師を要件とするなど，専門的な看護が評価されている。

　一方，近年のチーム医療を推進する観点から，2010 (平成 22) 年度改定で，栄養サポートチーム加算，呼吸ケアチーム加算，感染防止対策加算(現「感染対策向上加算」)が新設され，また，2012 (平成 24) 年度改定では，精神科リエゾンチーム加算，移植後患者指導管理料，外来緩和ケア管理料が新設され，チームメンバーの要件に一定期間の専門の研修を受けた看護師が必置とされている。

　2014 (平成 26) 年度の改定は，2025 年に向けて医療提供体制の再構築と**地域包括ケアシステム**の構築を図る観点から改定が行われ，看護に関連する事項は，7 対 1 入院基本料の要件の厳格化として，「重症度，医療・看護必要度」の項目の見直しが行われ，医療機関の病床機能分化を促進するため，**地域包括ケア病棟入院料**が新設されている。一方，在宅医療においては，機能強化型訪問看護ステーションがより高く評価されるとともに，在宅患者訪問褥瘡管理指導料が新設された。2016 (平成 28) 年度の改定は，地域包括ケアシステムの構築に加え，効果的・効率的で質の高い医療提供体制を構築することとしており，**医療機能の分化・強化・連携**をいっそう進める内容となっている。看護に関連する事項は，一般病棟入院基本料の「重症度，医療・看護必要度」基準を大幅に見直し，機能分化や患者像に合わせた評価を進めること，また，医療従事者の負担軽減として，夜間看護体制の充実や看護職員と看護補助者の業務分担を図っている。そして，積極的な退院支援の評価として退院支援加算(現「入退院支援加算」)や退院後訪問指導料が新設され，訪問看護ステーションにおいては，機能強化型訪問看護ステーションの要件として超重症児等の小児の受け入れの評価やターミナルケア件数に係る要件が見直された。

　2020（令和 2）年度の改定は，医療の機能分化や医療と介護の連携，そして医師等の働き方改革の推進を重点課題とした改定を行っている。看護職員に関連する事項は，勤務環境の改善として夜間看護体制の整備要件の見直しや，看護職員の負担軽減，看護補助者との業務分担を推進するため看護職員夜間配置加算等の評価を充実している。また，「重症度，医療・看護必要度」の測定の負担軽減として，評価方法の見直しや根拠となる記録を不要としている。訪問看護では，自治体への情報提供の利用者に 15 歳未満を含めることや，専門性の高い看護師による同行訪問についても要件を見直している。

　2022（令和 4）年度の改定は，新型コロナウイルス感染症等にも対応できる効率的・効果的で質の高い医療提供体制の構築と，医師の働き方改革等の推進が重点課題とされた。具体的には，感染防止対策加算の見直しや外来感染対策向上加算の新設，また訪問看護関連で退院支援指導加算を充実させ，専門性の高い看護師によるケアや管理の評価として専門管理加算が新設された。そして，夜間における看護業務の負担軽減を促進するために夜間看護体制加算等が見直され，看護補助者活用の体制整備の評価として看護補助体制充実加算が新設された。

　このように，医療サービスの経済的な評価である診療報酬は，看護サービスを充実していく体制に直接影響を与えており，その意味では看護施策を実施する手段として重要なものであると認識する必要があろう。

論点5：看護教育に関する政策

　看護政策の中で，看護職員の人材確保に並ぶ大きな柱は，看護職員の資質の向上を図り，ひいては国民に良質な看護サービスを提供することである。看護教育では看護の理想を語るとはいえ，その時代，その社会の看護ニーズに対応できるものでなければならず，政策として看護教育を適切に変革することは非常に重要な課題である。

　わが国の看護教育は，**保健師助産師看護師法**と**学校教育法**とに基づいて行われている。看護教育系統図を**図3-3**に示す。保健師助産師看護師法では国家試験受験資格を，学校教育法では学校の種別や入学資格を定めている。また，

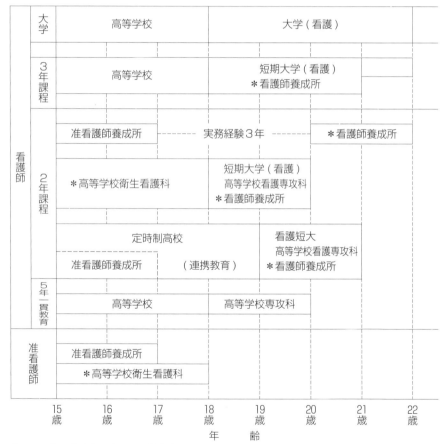

注1：＊印は定時制課程あり，修業年限1年延長。
注2：保健師，助産師の修業年限は，看護師教育修了後1年以上である。
（日本看護協会出版会編：令和4年　看護関係統計資料集，日本看護協会出版会，2023，p.31より抜粋．）

●図3-3　看護教育系統図

文部科学大臣や都道府県知事が学校養成所を指定するために必要な要件は，「保健師助産師看護師学校養成所指定規則」に定められている。

A 教育課程に関する政策の推移

保健師助産師看護師学校養成所指定規則は，文部科学省と厚生労働省の共同省令となっている。共同省令ということは，看護大学であれ看護師養成所であれ，この規則に定められた基準をすべて満たすことを求められるということであり，指定基準ほか重要な事項が定められている。この指定基準の1つに，**教育の内容**がある。したがって，看護教育政策のうち教育内容の推移を見るには，この指定規則の改正について学ぶ必要がある(**表3-6**)。特に新卒者を採用し，一人前の看護師として育成する責任を有する看護管理者にとって，指定規則に示されたカリキュラムがどのように変化してきたのか，その背景も含めて理解しておくことはきわめて重要なことであろう。

指定規則に定めた看護教育の内容(カリキュラム)については，5回の改正が行われている。以下，それぞれの改正がどのような背景と意図をもって行われたか，そして教育の内容はどのように変化したかを，主に看護師教育に焦点を当てて概観しておこう。

なお，指定規則はこれまで30回余りの改正が行われているが，本稿では，**教育課程の改正**についてのみを便宜上，第1次，第2次，第3次，第4次，第5次と表現することとする。

(1) 1967(昭和42)年の第1次改正

1967(昭和42)年の第1次改正は，1951(昭和26)年に指定規則が制定された後の最初の改正であり，1963(昭和38)年の**医療制度調査会**の答申がその背景にある。この答申では，**包括医療**という概念により，医療が「健康破綻からの回復」のみならず，「健康時の健康擁護」を含めたものとして提唱された。

保健医療における看護の役割を考えたとき，看護も**総合看護**として，人々の健康の保持増進，疾病予防から疾病からの回復，リハビリテーションなど保健医療の各段階で機能するとともに，身体的のみならず心理的，社会的な人間の全存在を対象とするものであることが求められ，カリキュラム改正にも反映された。また，従来の看護教育は，病院の即戦力として役立つ看護師養成という観点に重きがおかれていたが，これを学校らしい教育に変えていくという考えのもとに改正が行われた。

● 表3-6　指定規則改正による看護師3年課程カリキュラムの変化

指定規則制定 1951（昭和26）年		第1次改正 1967（昭和42）年			第2次改正 1989（平成元）年		第3次改正 1996（平成8）年		第4次改正 2009（平成21）年	
教養教育	化学 45 教育学 30 社会学 30 統計 15 心理学 30	基礎科目	物理学 30 化学 30 生物学 30 統計学 30 社会学 30 心理学 30 教育学 30 外国語 120 体育 60		基礎科目	人文科学2科目 60 社会科学2科目 60 自然科学2科目 60 外国語 120 保健体育 60	基礎分野	科学的思考の基盤 13* 人間と人間 生活の理解	基礎分野	科学的思考の基盤 13 人間と生活・社会の理解
専門科目	医科学概論 15 解剖生理 90 細菌学 45 精神衛生 15 社会福祉 20 衛生 　個人衛生 20 　公衆衛生概論 30 栄養 45 薬理 30	専門基礎科目	医学概論 15 解剖学 45 生理学 45 生化学（栄養学を含む）45 薬理学（薬剤学を含む）30 病理学 45 微生物学 45 公衆衛生学 30 社会福祉論 15 衛生法規 15		専門基礎科目	医学概論 30 解剖生理学 120 生化学 30 栄養学 30 薬理学 45 病理学 75 微生物学 45 公衆衛生学 30 社会福祉 30 関係法規 30 精神保健 45	専門基礎分野	人体の構造と機能 疾病の成り立ちと回復の促進 15 社会保障制度と生活者の健康 6	専門基礎分野	人体の構造と機能 疾病の成り立ちと回復の促進 15 健康支援と社会保障制度 6
	看護学 　看護史 20 　看護倫理（職業的調整）20 　看護原理及び実際 135 　公衆衛生看護概論 10 　内科学及び看護法 90 　外科学及び看護法 110 　（整形外科及び手術室勤務を含む） 　伝染病学及び看護法（結核及び寄生虫病を含む）80 　小児科学及び看護法（新生児を含む）60 　産婦人科及び看護法（母性衛生及び助産法概論を含む）70 　精神病学及び看護法 25 　眼科学,歯科学及び耳鼻咽喉科学（口腔衛生を含む）40 　皮膚泌尿器科学（性病を含む）15 　理学療法 15	専門科目	看護学総論　【講義】【実習】 　看護概論 60 　看護技術 90　90 　総合実習　　120 成人看護学 　成人看護概論 30 　成人保健 60 　成人疾患と看護 405　1,170 　　内科 135（435） 　　精神科 30（90） 　　外科 90（330） 　　整形外科 45（90） 　　皮膚科15 　　泌尿器科15　(45) 　　婦人科 30（45） 　　眼科15 　　耳鼻咽喉科15　(90) 　　歯科15 　　保健所等実習(45) 小児看護学 　小児看護概論 15 　小児保健 30 　小児疾患と看護 75　180		専門科目	基礎看護学 　看護学概論 45 　基礎看護技術 195 　臨床看護総論 60 成人看護学 　成人看護概論 15 　成人保健 30 　成人臨床看護 270 老人看護学 　老人看護概論 15 　老人保健 15 　老人臨床看護 60 小児看護学 　小児看護概論 15 　小児保健 30 　小児臨床看護 75 母性看護学 　母性看護概論 15 　母性保健 30 　母性臨床看護 75	専門分野Ⅰ	基礎看護学 10 在宅看護論 4 成人看護学 6 老年看護学 4 小児看護学 4 母性看護学 4 精神看護学 4	専門分野Ⅰ	基礎看護学 10 臨地実習 [3] 　基礎看護学 3
							専門分野Ⅱ		専門分野Ⅱ	成人看護学 6 老年看護学 4 小児看護学 4 母性看護学 4 精神看護学 4 臨地実習 [16] 　成人看護学 6 　老年看護学 4 　小児看護学 2 　母性看護学 2 　精神看護学 2
臨床実習	病室その他の実習 82週以上 （内科16,外科16,小児科12,産婦人科14,産科[分娩室8 新生児室2 婦人科4],伝染[結核を含む]10,手術室10,特別調理室4） 外来実習 20週以上 （内科3,外科2,小児科3,産婦人科3,耳鼻咽喉科2,眼科2,歯科2,皮膚泌尿器科2,保健所1）		母性看護学 　母性看護概論 15 　母性保健 75 　母性疾患と看護 30　210		臨床実習	基礎看護 135 成人看護 老人看護 630 小児看護 135 母性看護 135 選択必修科目 150 専門基礎科目,専門科目のうちから選択して講義または実習を行う	統合分野	臨地実習 [23] 　基礎看護学 3 　在宅看護論 2 　成人看護学 8 　老年看護学 4 　小児看護学 2 　母性看護学 2 　精神看護学 2	統合分野	在宅看護論 4 看護の統合と実践 4 臨地実習 [4] 　在宅看護論 2 　看護の統合と実践 2
							総計 93		総計 97	

* 第3次改正から時間制に代わり単位制が採用された。

第 5 次改正 2020（令和 2）年		
基礎分野	科学的思考の基盤 人間と生活・社会の理解	14
専門基礎分野	人体の構造と機能 疾病の成り立ちと回復の促進	16
	健康支援と社会保障制度	6
専門分野	基礎看護学	11
	地域・在宅看護論	6(4)
	成人看護学	6
	老年看護学	4
	小児看護学	4
	母性看護学	4
	精神看護学	4
	看護の統合と実践	4
	臨地実習	[23]
	基礎看護学	3
	地域・在宅看護論	2
	成人看護学 老年看護学	4
	小児看護学	2
	母性看護学	2
	精神看護学	2
	看護の統合と実践	2
総 計		102

教育内容に関する改正ポイントは以下のとおりである。

① 一般教養の向上と専門教育の基盤としての基礎科目の充実

看護師教育の基礎科目として，物理学，化学，生物学，統計学，社会学，心理学，教育学，外国語，体育が定められている。合計の時間数は 390 時間であった。

② 看護学を主体とした専門教育の確立

従来の「内科学およびその看護法」といった医学モデルでの教育でなく，看護学を主体とした教育への変革が志向されている。看護学は 2655 時間という膨大な時間があてられており（これはカリキュラム全体の 78.7%），看護学総論を土台として，人間の成長発達過程を中心に成人看護学，小児看護学，母性看護学の 3 つに分類されている。

看護学総論では，看護の基礎理論の体系化を図る意欲的な取り組みである**看護概論**，どのような対象にも共通する技術を学ぶ**看護技術**，そして**総合実習**の 3 科目が立てられた。**対象別看護学**は，基本的な知識体系としての**概論**，健康な状態を理解するための**保健**，そして疾病の理解と看護を学ぶ**疾患と看護**とで構成されている。

③ 教育方法としての演習・実習の位置づけ

実践科学である看護学の教育としては，講義やデモンストレーションだけでは不十分であり，課題研究としての自己学習活動やグループ学習を進めるとともに，実習はきちんとした教育計画のもと，教員や実習指導者による指導と評価がなされるものとして位置づけられた。

（2）1989（平成元）年の第 2 次改正

1985（昭和 60）年 3 月から 1987（昭和 62）年 4 月にかけての 2 年間で 21 世紀に向けた看護制度改革の基本的方向を幅広く議論した**看護制度検討会**が，この 1989（平成元）年の第 2 次改正の背景となっている。1988（昭和 63）年 11 月には，**看護婦等学校養成所教育課程改善に関する検討会**の報告書が取りまとめられ，これに基づいて指定規則が改正された。以下に改正のポイントをみていく。

① ゆとりと弾力的運用が可能なカリキュラム

日々，進歩発展する医療に対応できる判断力，応用力，問題解決能力などを身につけるためには，詰め込み教育でなく学生自らが取り組める幅広い学習が必要との考えから，3 年間で 3375 時間であった教育課程を 3000 時間に縮減した。また，各学校養成所の教育理念に基づき，選択科目が導入できるよう，基礎科目は「人文科学」，「社会科学」，「自然科学」から各 2 科目を設定できるよ

うにするとともに，専門科目と専門基礎科目からも学校養成所の自由裁量で科目が設定できるようになった。

実習についても従来の1770時間を1035時間に大幅に短縮し，ゆとりをもたせることとしたが，これには学内における演習の充実により，短時間の臨床実習でも十分に学習効果が上げられるという教育方法上の改善が背景にある。

② 専門科目としての看護学の位置づけ

従来は基礎医学等の内容が専門科目とされていたが，これを**専門基礎科目**として別に分類し，看護学のみを専門科目として位置づけ，医学と看護学とを峻別し，看護モデルで看護教育を行おうとする意思を明確にした。同時に看護学総論は**基礎看護学**として他の対象別看護学の基礎であるとした。

③ 高齢化社会への対応

増加する老人の看護ニーズに適切に対応していくことができる看護師の養成に向け，**老人看護学**が新設された。また継続看護や在宅医療，チーム医療の進展をふまえて社会福祉や関係法規の時間数を充実させている。

④ 男女同一のカリキュラム

従来，男子学生には母性看護学と成人看護学のうちの婦人科疾患と看護，合わせて255時間を精神科疾患と看護の学習に読み替えることとしていたが，医療現場や社会の変化をふまえ，男女同一のカリキュラムとなった。

(3) 1996～99(平成8～11)年の第3次改正

第3次改正は，1994(平成6)年に開催された**少子・高齢社会看護問題検討会**に端を発している。この検討会では，世界に類を見ない急速な若年層の減少と高齢者の増加，医療の高度化・専門化，国際的な看護教育の高等教育化の進展などをふまえた議論が行われた。優秀な看護職員を将来にわたって安定して確保するために，また，高齢化に伴って在宅医療・訪問看護の需要が増大する中で，これからの看護教育はまず，「将来的には看護職員養成の主流が大学となる」との認識を示した。そのうえで，当面の課題として高等教育機関の整備充実を図ること，指定規則の弾力的運用を図ること，カリキュラムの見直しを図ることなどが提言としてまとめられた。これを受けて1995(平成7)年に**看護職員の養成に関するカリキュラム等改善検討会**が開かれ，ここで改正の骨格が検討された。

第3次改正は4年間にわたって順次行われた。1996(平成8)年に保健師・助産師・看護師3年課程，1998(平成10)年に看護師2年課程，1999(平成11)年に准看護師についてであった。この背景には，前述の検討会と同時並行で，**准**

看護婦問題調査検討会が開かれており，准看護師教育の扱いが決まらない限り，准看護師や看護師 2 年課程カリキュラム等の検討等を行っても無意味であるという判断があったからである。しかしその後，准看護師教育の看護師教育への統合の時期を明確にできない状況となり，このような方法をとらざるを得なかったという事情があった。

看護師教育に関する第 3 次改正の主なポイントは以下のとおりである。

① 教育内容の充実

在宅医療の推進や高齢化等に伴う在宅療養者の看護ニーズに対応するため，訪問看護サービスの拡充が求められていることから**在宅看護論**が新設された。また，精神の健康の保持増進と精神障害者の看護について十分な知識技術を身につけられるよう**精神看護学**を成人看護学から独立させた。

② カリキュラムの弾力化

学校養成所が独自性のあるカリキュラム編成ができるよう，指定規則は教育科目でなく**教育の内容**で規定された。これにより各学校養成所のカリキュラムは指定規則と同一の表現ではなくとも，その教育内容が含まれていればよいこととなった。これとともに，従来からの時間数の規定を**単位数**の規定に変更し，1 単位を 45 時間の学習内容を含むものとして，講義・演習・実習を適切に組み合わせることによって学生の自己学習能力の開発を推進し，創意工夫のある授業を展開できるようになった。

カリキュラムの弾力化は第 2 次改正時に行われていたが，こうした動きは急速な看護系大学の整備が進行していたことと深い関係がある。

③ 統合カリキュラムの提示

国民の多様な保健医療福祉のニーズに対応でき，施設内看護と地域看護とを視野に入れたサービスを提供できるような看護職員の育成，および看護師等養成所の魅力を向上させて優秀な人材の確保を図ることなどを目的として，4 年間で保健師と看護師，または助産師と看護師の 2 つの国家試験受験資格を取得できるような統合カリキュラムが提示された。

④ 臨床実習から臨地実習への呼称の変更

看護師の活動する場が拡大したことにより，訪問看護ステーションや介護老人保健施設，市町村保健センター，保育所などが実習施設として望まれる状況となった。このため従来の病院をイメージしやすい臨床実習という呼称に代えて，実践の場を幅広くイメージできる**臨地実習**と称することとされた。

なお臨地実習の 23 単位は，第 2 次改正で明示されている 1035 時間に相当するものである。

（4）2009（平成21）年の第4次改正

　2003（平成15）年8月，厚生労働省が次期の医療制度改革に向けて提示した**医療提供体制の改革のビジョン**の中で，「看護基礎教育の内容を充実する」ことが言及されていた。これは医療の高度専門化が進む中で，患者・家族への適切な情報提供や安全で安心できる医療提供体制の構築に向け，看護師等の資質のさらなる向上が必要とされていたからにほかならない。医療制度改革の一環として位置づけられる第4次改正は，2008（平成20）年3月から1年余り議論された**看護基礎教育の充実に関する検討会**の結果が反映されたものである。第4次改正では看護師，保健師，助産師の教育内容等が改正されたが，ここでは主に看護師教育に関する改正について述べることとする。

　数年前より看護師教育に関する重要な問題として，新卒看護師のもつ看護技術が未熟で臨床で求めるものと大きなギャップがあるという指摘があった。また，看護技術の不足が要因の1つでもあるが，年間1割近い新卒看護師が離職し，看護職員確保にとっても問題となっていることがあった。本検討会では，これらの課題の解決に向けて，看護師教育の見直しが行われた。

① 看護師教育の基本的考え方の改正

　今回の改正により，医療環境の変化や看護師により一層求められる資質について強調された内容となった。特に，看護師は卒業後も主体的に時代に応じた知識や技術を学び続けるべきである旨が盛り込まれた。

② 教育内容の改正

・専門分野の構造の変更：看護学の専門分野を3つに分類した。すべての看護実践の基盤となる基礎看護学を「専門分野Ⅰ」，成人，小児等の対象別の看護学を「専門分野Ⅱ」，臨床実践に近い学習を統合的に学ぶことができるよう従来からあった在宅看護論と，新たに加わった「看護の統合と実践」で構成される「統合分野」が創設された。

・単位数，時間数の増加
「看護の統合と実践」が教育内容として新たに加わったことから，単位数は4単位増の97単位以上，時間数は第2次改正時と同様の3000時間以上が指定要件となった。

③ 看護技術項目の卒業時の到達度の明示

　13領域の看護技術項目142項目について，「単独で実施できる」「看護師・教員の指導のもとで実施できる」「学内演習で実施できる」「知識としてわかる」の4段階で到達目標を明示した。

(5) 2020 (令和2) 年の第5次改正

超高齢社会の進展や情報通信技術が著しく発達する中で，地域における保健医療福祉のあり方が大きく変化している。特に，2014 (平成26) 年に成立した，地域における**医療介護総合確保推進法**に基づく地域医療構想の実現や地域包括ケアシステムの構築に向けて，看護活動の場は多様化し，チーム医療の中では多職種との連携が強く求められている。看護学教育はこれらの変化に対応すると同時に，ケア対象者の多様性・複雑性に対応した創造性豊かな看護を展開できる能力の育成が必須となる。

これらをふまえて，厚生労働省では2018 (平成30) 年4月から2019 (令和元) 年9月にかけて**看護基礎教育検討会**が開催され，その報告書に基づいて，保健師，助産師，看護師および准看護師の教育課程等が改正された。この新しいカリキュラムは2022 (令和4) 年4月の入学者から適用されている。

看護師3年課程の改正点は以下のようにまとめられる。

①教育機関の理念や目標に合わせてカリキュラムを編成しやすいよう，第4次改正で導入した専門分野の3区分を廃止し，単に「専門分野」とした。

②3年課程のカリキュラム全体では，教育の充実を図るため，従来の97単位から102単位に増加し，目安として表示していた時間数を削除した。

③基礎分野では，情報通信技術(ICT)活用の基礎的能力を培うとともに，コミュニケーション能力強化のため1単位増加し，14単位とした。

④専門基礎分野では，解剖生理学や薬理学など臨床判断能力の基盤の強化を図るため，「人体の構造と機能」および「疾病の成り立ちと回復の促進」で1単位増加し，16単位とした。

⑤専門分野では，特筆すべき3点を挙げておく。基礎看護学では臨床判断能力や倫理的判断・行動の能力強化のため1単位増とした。地域・在宅看護論は，療養者を含めた地域で暮らす人々を看護の対象ととらえる目的で設定され，従来よりも2単位増加し，しかも基礎看護学の次に位置づけることを通じ，人々の地域生活を支える看護の側面が色濃く反映されているといえる。臨地実習は全体で23単位で，従来と同じであるが，教育機関の裁量で領域ごとの実習単位数を一定程度自由にできるようにした。

B 教育課程以外の指定基準に関する主な政策の推移

① 寄宿舎の項の削除

　かつて看護師学校養成所には寄宿舎が必ずあった。これは，指定規則に「学生又は生徒のために適当な寄宿舎を有すること」という1項が定められていたからである。個人の生活を大切にする社会の変化や学生の価値観の多様化などにより，この項は第1次改正により削除された。

② 専任教員の配置基準の充実

　看護師3年課程の専任教員配置は1951（昭和26）年に指定規則が定められたときは「3人以上」であり，そのうち1人は教務に関する主任者であることとされていた。第2次改正では，教務に関する主任者が実質的にそれに専念できる体制を整えるため，専任教員は4人以上と改正された。さらに第3次改正では，専任教員の配置の考え方を，各学年・各学級ごとの配置から看護学の専門領域を重視した配置に変更し，「8人以上」となった。このように順次，看護教育環境の改善が図られてきている。

③ 学生の医療機関勤務等の義務づけの禁止

　1996（平成8）年にまとめられた「准看護婦問題調査検討会」報告書では，准看護師養成所生徒がいわゆるお礼奉公と呼ばれる前近代的な就労・学習環境にあることが指摘された。これへの解決策として，1997（平成9）年に指定規則に1項が追加された。それは，学校養成所は学生生徒の入学に際して特定の医療機関に勤務することを義務づけたり，雇用先を退職した場合に学校養成所も退学となるなどの不利益な扱いを禁止するものである。

C　教育の形態に関する政策

　ここでは，近年の看護系大学の整備の促進，高等学校における看護師5年一貫教育および看護師2年課程通信制について取り上げることとする。

（1）看護系大学・大学院の整備促進

　看護教育政策の推移に関して検討すべきもう1つの観点が，**看護教育の大学教育への移行**である。前述のように看護教育が病院の職員確保としての観点で行われてきた時代を反映して，今日でもまだ看護師養成は専門学校が主流である。これまでにも看護の大学教育に対する看護関係者の期待は非常に強いものがあったが，1952（昭和27）年に高知女子大学で看護教育が開始されて以来，1991（平成3）年までの約40年間に増加した看護系大学はたった11校であった。先に述べた看護制度検討会報告書や少子・高齢社会看護問題検討会報告書での記述は別として，国の政策として明確に看護の大学教育を充実させることを

＊ 2001 年（平成
13）年に「看護師
等の人材確保の促
進に関する法律」
と改称

謳ったのは，1992（平成 4）年の「看護婦等の人材確保の促進に関する法律」＊
とその基本指針の大臣告示まで待たねばならなかったのである。

　看護婦等の確保を促進するための措置に関する基本的な指針は，1992 年 12
月，当時の文部・厚生・労働 3 大臣の告示として出された。「近年の医学・医
療の進歩・発展に伴う高度化・専門分化等に十分対応し得る看護の専門的知識・
技術と豊かな人間性や的確な判断力を有する資質の高い看護婦等を大学にお
いて養成することが社会的に要請されている」とし，「看護教育の充実と教員
等指導者の養成を図る観点から，看護系大学の整備充実を一層推進していく必
要がある」，「今後，ますます必要とされる大学等の教員や研究者の養成を図る
ため，看護系大学院の整備充実に努めることが必要である」と記されている。

　これを受けて文部科学省では，国立大学にあった 3 年制の医療技術短期大学
部を順次 4 年制の保健学科に切り替え，短大のなかった新設校には看護学科を
設置した。こうして 2003（平成 15）年で，国立大学での看護教育はすべて 4 年
制となった。また，基本指針の発出に先立って，自治省（現総務省）から**大学・
短期大学である看護婦等の養成施設の整備に係る財政措置について**という通
知が 1992 年 2 月に出され，公立看護系大学の整備促進に大きな役割を担った。

　これらの政策と少子化による高学歴志向などにより，2023 年には，看護系
大学は省庁大学校も含め，285 校 301 課程（23 年 5 月現在）となり，在籍する学
生数は看護師 3 年課程の教育を受けている者の約 4 割を占めている。看護系大
学院の整備も看護大学の増加とともに進み，2022 年の修士課程は専門職大学
院および省庁大学校研究課程部も含め 207 大学 215 課程，博士課程は 112 大学
116 課程になった。

（2）高等学校における看護師 5 年一貫教育

　1996（平成 8）年の「准看護婦問題調査検討会」の報告書の後の対応として，
1998（平成 10）年から 1 年余りの間，**准看護婦の資質の向上に関する検討会**が
開かれた。この報告書が先に述べた第 3 次改正の一部となって 1999（平成 11）
年に准看護師の教育課程が改正されたのであるが，高等学校衛生看護科の 3 年
間のカリキュラムの中では，1890 時間の准看護師教育が過密になりすぎると
いう問題が指摘された。

　これへの対応として，従来から高等学校関係者からの要望のあった**5 年一
貫教育**（高等学校 3 年と専攻科 2 年を合わせて 5 年間で看護師教育を実施）が行
われることになった。2002（平成 14）年の入学生からこの制度が適用された。
卒業者が出たのは 2007（平成 19）年であるが，この制度改正を審議した 1999

年度の医療関係者審議会保健師助産師看護師部会では異論も多かったことから，当時の文部省職業教育課長は卒業生の評価をきちんと行う旨を発言し，理解を求めて改正が実現したことを記しておく。

この5年一貫教育によって，高等学校における准看護師教育は，2001（平成13）年には一学年定員は6700人余であったものが，2020（令和2）年には800人までに激減した。

（3）看護師2年課程通信制

准看護師が看護師になるためには，看護師2年課程の学校・養成所を卒業して看護師国家試験を受ける必要がある。国民が望む質の高い看護を提供するための方策の1つとして，准看護師が看護師免許を取得するための教育の推進が重要であることから，2003（平成15）年3月に指定規則が改正され，新たに2004（平成16）年度より看護師2年課程に**通信制**を開設できることになった。

この制度は，①免許を得た後10年以上業務に従事している准看護師が対象であること，②臨地実習を印刷教材による授業，紙上事例演習，面接授業，病院見学等により行うことができる，③看護学の理論面の学習は放送大学等の授業などで取得した単位を認定できる，等の特徴をもっており，准看護師が就業を継続しながら看護師に必要な学習ができるよう工夫された。

なお，本制度は規制緩和の観点から入学要件の緩和を求められていたが，2018（平成30）年4月より入学要件としての准看護師業務経験年数が7年以上となり，従来よりも3年短縮された。また同時に，教育内容の充実を図るため，対面による授業が10日追加された。これにより問題解決プロセス，フィジカルアセスメント，コミュニケーション能力等の向上が期待されている。

D　准看護師養成制度とその問題

最後に，准看護師養成制度とその問題についてふれておきたい。

准看護師が中学校卒業を入学資格として2年間以上の教育を受け，都道府県知事免許を得てから，「医師，歯科医師又は看護師の指示を受けて前条（看護師の業務）を行うことを業とする」者として規定されていることは，もはや解説するまでもないだろう。准看護師が看護マンパワーの約5分の1を占めている現状についても，同様である。そして准看護師教育が，高校全入時代の日本の現状に合わなくなっていることも，看護管理者であれば誰もが知っている。ここにいくつかの問題点を挙げれば，准看護学校生の多くが医院などに勤めなが

ら准看護学校へ通っていること，そのうちほとんどが看護学校への進学希望を
もっていること，生徒の職場ではその労働力が貴重であるため，中には非合法
的に生徒を拘束する手段を講じているところもあること，などである。これら
はすでに看護関係雑誌などで繰り返し指摘されてきたことである。

　看護界はすでに 1960 年代から准看護師に関する数々の制度的矛盾に気づい
ていた。この問題に関して，日本看護協会は全会員を対象とする意見調査を行
い，その結果を集約したうえで，基礎看護教育の一本化を図ることを模索して
いた。しかし問題への対応は，関係団体である日本医師会の反対もあり，紆余
曲折を余儀なくされていた。

　激しく利害の対立するこの問題に対して，数々の苦労を重ねながら[3]，1995
（平成 7）年，厚生省はやっと**准看護婦問題調査検討会**を立ち上げ，全国調査を
行い，これを基に**准看護婦問題調査検討会報告書**（平成 8 年 12 月）を作成した。
そこには，「21 世紀初頭の早い段階をめどに，看護婦養成制度の統合に努める
ことを提言する」とある。

　これによって長年懸案であった准看護師養成問題が解決に向かうものと，看
護界のみならず応援してくれた学識経験者もともども安堵したのであったが，
事態はそうはならなかった。これに反対する日本医師会のその後の行動は，一
貫して准看護師養成制度を守る側に立っており，報告書に書かれた内容への同
意を否定するものである。日本医師会の当初の言説の一部を以下にかいつまん
で紹介する。

　　准看護婦制度を堅持する基本姿勢は不変である。～廃止論者に都合のいい「看護
　　婦需給」予測を行い，あるべき看護制度の議論をしないままで，（著者注　廃止論者
　　は）「供給過剰になるから，准看護婦制度は廃止」などと一足飛びの暴論を平然と誇
　　示している。
　　～廃止論者の世論操作や陽動作戦に影響されてか，取材に応じて十分な説明をし
　　ているのに，マスコミはほとんどといってよいほど，われわれの主張，存続論につ
　　いては報道していない[4]。

　その後もこうした激しい見解のぶつかり合いが続き，准看護師養成停止は，
現在は暗礁に乗り上げている状況である。准看護師問題は，いまや看護職問題
でも教育問題でもない。それは社会問題ですらなく，もっぱら政治問題として
とらえる視点が必要であろう。

論点6：近年の保健師助産師看護師法の改正

保健師助産師看護師法は1948（昭和23）年に制定されて以来，わが国看護職員の身分法として，また業務法として機能してきた。本稿では，看護職員に実質的な変化をもたらした改正と関連する法律についてを述べることとする。

A 障害者等に関する欠格条項の適正化と守秘義務規定の整備(2001)

（1）障害者等に関する欠格条項の適正化

＊ 本項は看護職員の性別による資格名称を統一した法改正よりも前の改正であるが，法律・規則等を除き，「婦」を「師」に置き換えて記述することとした。

＊＊ 「医療関係者審議会保健婦助産婦看護婦部会」は，省庁再編による厚生労働省の設置とともに廃止され，その機能の一部が医道審議会保健師助産師看護師分科会に引き継がれている。

障害者基本法等に基づき，障害者のノーマライゼーションを促進するため1999（平成11）年8月，内閣の障害者施策推進本部は**障害者に係る欠格条項の見直しについて**を決定し，各省庁に対して法令の見直しを2002（平成14）年度内に終了するように求めた。医療関係資格には障害者が資格を取得できないとする条項があり，保健婦助産婦看護婦法では第9条に，「目が見えない者，耳の聞こえない者又は口のきけない者には免許を与えない」と規定されていた。また第10条には免許を与えないことがある者として，精神病者が挙げられていた。この規定の見直しについて，当時の厚生省健康政策局では2000（平成12）年に医療関係者審議会を開き検討を行った＊＊。審議会の結論は，障害者を特定した絶対的欠格事由の条項は廃止して，相対的欠格事由の規定に改めるべきとした。さらに同法第10条3項の「素行が著しく不良である者」および4項の「伝染性の疾病にかかっている者」の規定も，削除されるべきであるとした。その理由は，素行不良の項は対象者が明確でないことと「罰金以上の刑に処せられた者」という1項に包含されること，伝染性の疾病については，伝染病治療の変化，患者への2次感染は職場の健康管理の課題であること，1998（平成10）年に制定された感染症新法において「感染症の患者等の人権の保護」が国の責務とされていること等を挙げている。改正法の条文は「心身の障害により保健師，助産師，看護師又は准看護師の業務を適正に行うことができない者として厚生労働省令で定めるもの」と規定された。これを受けて同法施行規則の改正案は，施行規則第1条は「法第9条第3号の厚生労働省令で定める者は，視覚，聴覚，音声機能若しくは言語機能又は精神の機能の障害により保健師，助産師，看護師又は准看護師の業務を適正に行うに当たつて必要な認知，判断及び意思疎通を適切に行うことができない者とする」とされた。

また，同法第10条3項，4項も提案どおりに削除された。この素行不良の

者および伝染性の疾病にかかっている者の条文は，1915（大正4）年に「看護婦規則」が制定されて以来，1948（昭和23）年の「保健婦助産婦看護婦法」に引き継がれてきた屈辱的な条項である。看護婦規則の制定当時の看護職員の資質に問題があったことを暗示している。これが削除されたことは看護職が近代的な専門職として認知されたことを意味しているといっても過言ではなかろう。法案は「障害者等に係る欠格事由の適正化等を図るための医師法等の一部を改正する法律案」として，2001年の通常国会で可決成立し，6月29日に公布，7月16日に施行された。これにより同日付けで，1年前の薬剤師国家試験合格者である聴覚障害者が薬剤師免許を手にし，2003（平成15）年には全盲の医師国家試験合格者が医師免許を付与された。

（2） 守秘義務規定の整備

　従来，守秘義務は保健師助産師看護師法に規定されていなかったが，専門職としての看護業務の遂行には不可欠な要素であること，医師・歯科医師をはじめとした医療関係職種のほとんどに守秘義務が規定されていること，「個人情報の保護に関する法律案」の国会提出のタイミングとも重なることなどから本規定が新設された。助産師に対しては，すでに刑法134条において秘密漏示の罪が定められているため，保助看法上には規定されないこととなった。改正法においては，42条の2に「保健師，看護師又は准看護師は，正当な理由がなく，その業務上知り得た人の秘密を漏らしてはならない。保健師，看護師又は准看護師でなくなった後においても，同様とする」と規定された。罰則規定も整備され，これに違反した者には懲役6月以下または10万円以下の罰金が科されることとなった。この量刑は，刑法で定められている医師や助産師の量刑と同じである。今日の保健師，看護師，准看護師が知り得る患者等の情報の質と量が，いかに大きく重要なものであるかを表しているといえよう。

B　専門職にふさわしい男女統一の名称への改正（2001）

　21世紀の最初の年にふさわしいもう1つの法改正は，職名の改正である。男女共同参画社会の推進と専門職としてふさわしい資格名称にすることを目的に，保健師，助産師，看護師，准看護師が誕生した。従来，看護職員は女性には「婦」，男性には「士」が用いられ性別で職名が異なっていた。このような例は他の専門職には見られず，また表現の不便さに加え，男性の影が薄い印象を与えていた。名称統一の動きは，2000（平成12）年3月，当時の日本助産

婦会が，助産婦についても男子の資格取得を可能にすることおよび名称を助産師とするよう自由民主党に要望を提出したことから急速に広がった。日本看護協会もこれに同調し，両社団法人の意思を受けて，看護系国会議員が中心となり議員立法として法案化が進められた。5月には「保健婦助産婦看護婦法の一部を改正する法律案」が与党3党で党議決定されたが，第147通常国会への提出の機会がなく，同年11月の第150臨時国会では審議未了廃案となった。

2001（平成13）年の第151通常国会において法案の再提出が計画されたが，助産師資格の男性への門戸開放について野党の了解が得られがたく，法案内容の数度にわたる修正協議を経て，秋の第153臨時国会に「保健婦助産婦看護婦法の一部を改正する法律案」が提出された。内容は，①保助看の資格名称を男女統一し「婦・士」を「師」と改正，②保健師，看護師および准看護師は「女子」を「者」とし，助産師は「女子」のままとする，③助産師の男子への門戸開放の検討規定は設けないというものであった。2001年11月参議院，12月衆議院で可決成立し，翌年3月1日に施行とされた。この改正は名称だけの改正とはいえ，他の55の法律改正，27の政令改正を含む大がかりな改正であった。およそ1世紀にわたって法令で定められてきた名称を変更することの重みがここにもあるといえるだろう。

Ｃ　名称独占規定の整備，保健師・助産師の免許登録条件等の改正（2006）

2006（平成18）年の通常国会では，医療制度改革関連法が成立した。「良質な医療を提供する体制の確立を図るための医療法等の一部を改正する法律案」では，医療法や医師法などの他の6件の法律とともに保助看法が改正された。

（1）名称独占規定の整備

医療制度改革の大きな柱として，医療に関する情報提供の推進を図ることが重要と考えられたことから，すべての看護職種に一般的な名称独占が規定された。これは，看護師等でない者が紛らわしい名称を使うことを制限するものである。本規定によって，かつて副看護婦という名称で看護師のような業務を行っていた者がいた時代があったが，それを排除することが可能となる。また，当時問題になっていた看護師や准看護師が助産師の業務独占である妊産婦の内診を行うことなども，資格名称を名乗る習慣をつけることにより防止を期待できる。なお，専門職には通常，業務独占規定とともに名称独占規定があることを考えると，この規定により，看護職員が法的にもより専門職としての体裁を

整えたといえる。

（2）保健師・助産師の免許登録条件の改正

　従来は保健師・助産師はそれぞれの国家試験に合格すれば保健師籍・助産師籍に登録することが可能であった。ところが，1年に複数の国家試験を受験する大学卒業者が増え，中には看護師国家試験は不合格であるが保健師国家試験は合格という者が少なからず出現してきた。法律上，保健師・助産師は看護師業務ができることとなっており，現実に保健師・助産師業務の中には看護師業務が含まれていることから，医療の安全・安心の確保の観点から，保健師・助産師の免許登録に際しては看護師国家試験合格も求めることとなり，2007（平成19)年4月1日から施行された。

（3）行政処分の規定の改正

　医療に従事する者の質の向上が期待されている状況から，行政処分を受けた者に対する再教育が義務づけられることになった。従来は業務停止の場合，その期間が明ければそのまま業務に復帰することが可能であった。しかし，医療事故が国民の医療への信頼を揺るがしている実情をふまえ，安全・安心な医療の再構築の観点から，行政処分を受けた事案の態様に応じて技術や倫理に関する再教育を行うこととしたのである。

　また，処分の類型に戒告を加え，免許取消と合わせて3類型とすることとなった。戒告の場合も再教育の対象となる。なお，業務停止の期間は法律上明示されていなかったが，3年以内と規定された。

D　国家試験受験資格の改正と臨床研修の努力義務化(2009)

　2009（平成21)年7月9日，衆議院本会議において「保健師助産師看護師法及び看護師等人材確保の促進に関する法律の一部改正法案」が可決成立した。この改正は日本看護協会の要望を受けて議員立法により提案されたが，衆議院，参議院ともに全会派一致で成立した。

　法案の提案理由は，看護職員の資質および能力のいっそうの向上を図ることであり，かつ看護職をよりいっそう魅力ある専門職とすることにより，優秀な看護職員を確保することとされている。改正法の施行日は，教育機関や病院等の現場の準備が必要なことから，2010（平成22)年4月1日とされた。

（1）保健師および助産師国家試験受験資格の改正

　文部科学大臣が指定した学校，具体的には大学を視野に入れた改正である。従来は保健師と助産師教育の期間は「6月以上」であったものが「1年以上」に延長された。保健師教育の改正の背景には，大学数の増加に伴い保健師教育で求められる地域看護学実習の学生数が著しく増加したことがある。その結果，地域保健等の実習施設の確保が困難になっていることに加え，実習内容においても不十分になっているという指摘がされていた。助産師教育の改正についても，安全な助産を提供するには現行の教育期間は不十分である，との指摘があったこと等を受けたものである。

　歴史を振り返れば，保健師助産師看護師法の成立した1948（昭和23）年から1950（昭和26）年の4月までの間は，保健師も助産師も1年以上の教育と規定されていたので，およそ60年ぶりに元に戻ったということにもなる。

（2）看護師国家試験受験資格の改正

　この改正では，看護師国家試験受験資格を定めた第21条の第1項に，「学校教育法に基づく大学において看護師になるのに必要な学科を修めて卒業した者」が新たに規定された。これまでも大学の卒業生は受験資格を有していたが，それは「学校において3年以上看護師になるのに必要な学科を修めた者」であったからである。看護系大学が急増している現状から考えても，この改正は当然のことと考えられる。

　保健師助産師看護師法に初めて「大学」が明示されたことにより，少子化と高学歴志向の中で学生確保に困難をきたしている短期大学や専修学校などは大学化に大きく踏み出すと期待される。

（3）卒後の臨床研修の努力義務化に関する規定の新設

　約15年前から医療安全の対策が急速に進み，かつ国民の人権意識も高まる中で，学生の臨地実習内容は縮小する傾向が強まった。その結果，新卒者の臨床看護能力が不十分であるという指摘がなされ，臨床の現場では新人教育に力を注がねばならない状況が生まれていた。こうした背景のもと，今回の改正では，第28条の2で看護師等は免許を取得後も「臨床研修その他の研修を受け，その資質の向上を図るように努めなければならない」と新たな規定が加えられ，臨床研修が努力義務となった。

　これまで法律上，保健師，助産師，看護師，准看護師は免許を与えられた時

点で一人前として扱われていたが，この考え方を根本的に転換したといえよう。その大元にあるのは，安全で安心できる医療の確保に対する国民の大きな期待である。また高度で複雑な医療現場の中であっても，新卒者を大切に育てていく環境を整えることにより，早期の退職者を減らすことにも役立つと期待されている。

　なお，本改正に伴い，「看護師等の人材確保の促進に関する法律」も第5条に規定されている病院等開設者等の責務には，「新たに業務に従事する看護師等に対する臨床研修その他の研修の実施，看護師等が自ら研修を受ける機会を確保できるようにするために必要な配慮」が追加され，開設者自体の努力規定がより明確にされた。

　さらに，第6条の看護師等の責務についても，「研修を受ける等」の表現が加わり，看護師自身が自らの能力の開発・向上に向けて努力するよう規定された。

E　特定行為に係る看護師の研修制度の創設

　チーム医療の推進は，超高齢社会に対応するための医療提供体制の改革において重要かつ喫緊の課題である。

　厚生労働省では，看護師がその役割を最大限に発揮する体制を構築するため看護師の業務の見直しを進めてきたが，2010（平成22）年3月には「チーム医療の推進に関する検討会」報告書で，「特定看護師(仮称)」の名称の下で業務範囲の拡大を図ることが提案された。

　続いて開催された「チーム医療推進会議」の「チーム医療推進のための看護業務検討ワーキンググループ」において，看護業務実態調査や教育および業務の試行事業を実施し，その評価を踏まえて2013（平成25）年3月に**特定行為に係る看護師の研修制度**が提案された。この研修制度は，保健師助産師看護師法第37条の2，3，4として規定が新設され，2014（平成26）年6月に成立した**地域における医療及び介護の総合的な確保を推進するための関係法律の整備等に関する法律**の中に位置づけられている。

　その内容は「特定行為を手順書により行う看護師は，指定研修機関において，当該特定行為の特定行為区分に係る特定行為研修を受けなければならない。」とされ，具体的内容は医道審議会保健師助産師看護師分科会特定行為・研修部会での審議を経て，2015（平成27）年10月から施行された。

　本制度は施行後数年を経てもなお，指定研修機関数や特定行為研修を受けた

看護師数の増加が低調であることから，2018（平成30）年度には医道審議会保健師助産師看護師分科会看護師特定行為・研修部会において，研修機関に係る規定等の再検討が行われた。

その結果，2019（平成31）年4月26日付けで「保健師助産師看護師法第37条の2第2項第1号に規定する特定行為及び同項第4号に規定する特定行為研修に関する省令」の改正がなされ，別表3の共通科目および別表4の特定行為区分の研修時間は大幅に減少された。

F　地域の自主性および自立性を高めるための改革関連の改正

地方分権の推進を図るため，国はさまざまな法律について改革を進めている。それは「地域の自主性及び自立性を高めるための改革の推進を図るための関係法律の整備に関する法律」という名称の法律である。この法律は数次にわたって改正がなされており，保健師助産師看護師法においては，都道府県知事の権限が強化されている。

（1）看護師等養成所の指定・監督権限が厚生労働大臣から都道府県知事に移譲

従来，保健師養成所，助産師養成所および看護師養成所の指定・監督権限は厚生労働大臣にあったが，2014（平成26）年6月に成立した上記の法律によって，2015（平成27）年4月から准看護師養成所を含むすべての養成所の指定・監督権限が都道府県知事に移行した。

これに伴い，「保健師助産師看護師養成所の指定申請等に関する指導ガイドラインについて」〈2015（平成27）年3月31日付医政局長通知〉が発出され，全都道府県間での足並みが揃うよう考慮されている。

（2）准看護師試験の試験事務は指定試験機関に委託可能

2018（平成30）年6月に成立した上記の法律により，従来は都道府県知事が実施していた准看護師試験の試験事務を，2019（平成31）年4月1日から指定試験機関に委託することが可能になった。

この改正を受けて，日本医師会および四病院団体協議会（日本病院会，全日本病院協会，日本医療法人協会，日本精神科病院協会）は，一般財団法人日本准看護師推進センターを設立し，2020（令和2）年度から准看護師試験事務を受託している。准看護師の養成と雇用に深くかかわる団体が母体であるため，試

験の適正性，公正性，透明性の確保などが強く求められているといえよう。

論点7：保健医療分野の情報化推進に関する政策

　日本は今後，さらなる生産年齢人口の減少と医療・介護サービス利用者の増加を迎えながら，地方の過疎化の課題などにも対応していかなければならない。これからは単に質が高いサービスを求めるだけでなく，限られた資源を有効に活用し効率的・効果的に提供していく視点が不可欠である。このような背景の中，情報技術を効果的に活用し医療・健康・介護・福祉分野のサービスが利用できる社会を実現することが必要である。

Ａ　保健医療分野における情報化の取り組み

　2001（平成13）年に政府のIT戦略本部は，今後の情報化社会に対応するためにe-Japan重点計画を策定した。それを受けて厚生労働省では，保健医療情報システム検討会を開催し，「保健医療分野の情報化にむけてのグランドデザイン」を2001年にまとめ，2007（平成19）年に「医療・健康・介護・福祉分野の情報化グランドデザイン」として改訂した。ここでは，これらの政策を3つの観点から説明する。

　1点目は，用語・コードに関する標準基盤の整備である。コンピュータを使った自動処理を行うには，標準化された用語・コードが必要であり，電子カルテにおけるさまざまな集計や警告システムなどはその基盤の上に成り立っている。これらは厚生労働省標準規格として認定されており，病名や医薬品，臨床検査などの標準規格が公開されている。看護分野では，2002（平成14）年から**看護実践用語標準マスター**（以後，看護マスター）が開発され，2016（平成28）年に厚生労働省標準規格に認定された。看護マスターは，看護行為編と看護観察編から構成され，電子カルテシステムにおいて観察項目や行為を選択する際に活用されている。最新版は，一般財団法人医療情報システム開発センター（MEDIS-DC）のWebサイトから無償公開されている*。

* MEDIS標準スター・インデックス
https://www.medis.or.jp/4_hyojyun/medis-master/index.html

　2点目は，個人情報保護とその利活用の方策である。医療情報にはプライバシーに関する情報が含まれ，その取り扱いには十分な配慮が必要である。一方，膨大な医療情報（ビッグデータ）を統合することによって，医薬品の副作用の検出といった利活用も欠かせない。個人情報の保護と利活用は，片方を重視しすぎるともう片方が不十分になりやすく，そのバランスが重要である。

　厚生労働省は，2003（平成15）年に施行された「個人情報の保護に関する法

律」を受けて，**医療・介護関係事業者における個人情報の適切な取扱いのためのガイダンス**，**医療情報システムの安全管理に関するガイドライン**などの指針を示した。

また，2017（平成 29）年に施行された改正個人情報保護法では，病歴をはじめとする要配慮個人情報の扱いを厳格化し，本人同意を得ない情報の取得を原則として禁止した。また，本人が反対しない限り同意したものと見なす（オプトアウト）手続きによる個人情報の第三者提供も禁止した。これらの改正によって，個人情報の保護が図られる一方で，企業や研究機関などの第三者が医療情報を活用することが困難とならないよう，**次世代医療基盤法**（正式名称：医療分野の研究開発に資するための匿名加工医療情報に関する法律）が 2018（平成 30 年）に施行された。次世代医療基盤法では，事前に認定を受けた機関が，医療機関などから提供された医療情報を個人が特定できない匿名情報へ加工し，その匿名化された医療情報を第三者へ提供できるようにした。このような制度が整ったおかげで，個人情報保護とそれを活用する基盤が整った。

3 点目は，**データベースの整備**である。日本では全国一律の診療報酬，介護報酬が適用されており，その請求情報（レセプト）を活用した医療・介護費の分析が期待されている。

厚生労働省は 2009（平成 21）年に，レセプトを紙ではなく電子的に提出することを原則義務化し，2023 年時点では医科において 99.2%（請求件数）が**電子レセプト**で請求されている[5]。

この情報を広く活用するために，レセプト情報・特定健診等情報データベース（NDB），DPC 請求に関する DPC データベース，介護保険総合データベース（介護 DB）などが整備された。また，レセプト情報以外にも全国がん登録データベース，指定難病患者データベース（難病データベース），小児慢性特定疾病児童等データベースなども整備されている。また，今後の病床機能分化を進めるための病床機能報告[6]では，全国の医療機関の各病棟別に，「入院基本料」「一般病棟用の重症度，医療・看護必要度の基準を満たす患者の割合」「部位別手術件数」「がん化学療法件数や放射線治療の件数」などが公開されている。

今後，このようなデータベースを活用して，限られた資源を有効に活用し効率的・効果的にサービス提供していくことが期待されている。

* 第 5 期科学技術基本計画の概要 https://www8.cao.go.jp/cstp/kihon keikaku/5gaiyo.pdf

B 保健医療分野における情報化の将来

2016（平成 28）年に内閣府は，第 5 期科学技術基本計画（平成 28 ～ 32 年度）*

＊　Society 5.0
https://www8.cao.
go.jp/cstp/society5_0/
index.html

を作成し，その中で，わが国が目指すべき未来社会 **Society 5.0**＊という新しい概念を提唱した。

　狩猟社会を第 1 段階（Society 1.0），農耕社会を第 2 段階（Society 2.0），工業社会を第 3 段階（Society 3.0），情報社会を第 4 段階（Society 4.0）とし，その後に続く，超スマート社会という意味で第 5 段階（Society 5.0）と名づけられた。これまでの情報社会（Society 4.0）では知識や情報が共有されず，分野横断的な連携が不十分であり，溢れる情報から必要な情報を見つけて分析する作業が負担であったり，年齢や障害などによる労働や行動範囲に制約があったりした。これらを科学技術によって克服し，少子高齢化や地方の過疎化などの課題に対しても対応できることを目指したのである。

　保健医療分野については，各個人のリアルタイムな生理計測データ，医療現場の情報，医療情報，環境情報といったさまざまな情報を含むビッグデータをAI で解析することにより，以下のような理想像＊＊が掲げられている。

＊＊　Society 5.0
新たな価値の事例
（医療・介護）
https://www8.cao.
go.jp/cstp/society5_0/
medical.html

①リアルタイムの自動健康診断などでの健康促進や病気を早期発見すること
②生理・医療データの共有によりどこでも最適な治療を受けること
③医療・介護現場でのロボットによる支援で負担を軽減すること
④ロボットによる生活支援・話し相手などにより 1 人でも快適な生活を送ること

　このような将来が実現されるにはまだ時間がかかると思われるが，ここでは情報化推進に関して 3 つの政策を紹介する。

（1）人工知能（AI）の活用

　コンピュータは数値に関する計算は得意だが，人間の感情のような繊細なものを判断することは難しいと考えられていた。しかし，声の口調や表情，脳波などから感情を判断する研究が行われ，成果を上げつつある。また，医学画像診断は，人間の医師と同等かそれ以上であるともいわれている。近年，このように高度な判断こそが AI の得意な分野であることがわかってきた。

　厚生労働省は，**保健医療分野 AI 開発加速コンソーシアム**を 2018 年に立ち上げ，「ゲノム医療」「画像診断支援」「診断・治療支援」「医薬品開発」「介護・認知症」「手術支援」の 6 つの重点領域を定めた[7]。医療分野における AI の活用は世界的に進められており，将来的には，人間の診断よりも AI の診断を信用する人が多くなってくることも考えられる。

（2）遠隔医療の拡大

　遠隔医療は，「医療の質の向上」「患者の利便性の向上」「離島やへき地など
における医療の地域差の是正」など，地域医療の充実の観点から重要と位置づ
けられており，現在，遠隔画像診断・遠隔病理診断・遠隔在宅医療などが行わ
れている。

　1997（平成 9）年の「情報通信機器を用いた診療（いわゆる「遠隔診療」）につ
いて」の通知では，「初診及び急性期の疾患に対しては，原則として直接の対
面診療によること」「直近まで相当期間にわたって診療を継続してきた慢性疾
患の患者など，病状が安定している患者に対して行うこと」などの留意事項が
あったが，2003（平成 15）年，2011（平成 23）年にそれぞれ要件が緩和され，「（前
略）患者側の要請に基づき，患者側の利点を十分に勘案した上で，直接の対面
診療と適切に組み合わせて行われるときは，遠隔診療によっても差し支えない
こととされており，直接の対面診療を行った上で，遠隔診療を行わなければな
らないものではないこと」などと明記された[8]。

　厚生労働省は，無医地区を「（前略）おおむね半径 4 km の区域内に 50 人以上
が居住している地区であって，かつ容易に医療機関を利用することができない
地区」と定義し，全国調査を実施している。2022 年の調査[9]では，北海道や
広島などで無医地区が多くみられたが，今後の人口減少が大きな地域では，半
径 4 km 以内に 50 人以上が住んでいる地域が減少することも考えられる。遠
隔医療の要件緩和には，このような背景が影響していると思われる。

（3）ロボットの開発

　介護ロボットの開発も進められている。**介護ロボット**とは，情報を感知（セ
ンサー系），判断し（知能・制御系），動作する（駆動系）という 3 要素技術を有
する，知能化した機械システムである*。厚生労働省と経済産業省は，「ロボッ
ト技術の介護利用における重点分野」を 2017（平成 29）年に改訂し，以下の 6
つの重点分野を挙げている[10]。
　①移乗介助
　②移動支援
　③排泄支援
　④見守り・コミュニケーション
　⑤入浴支援
　⑥介護業務支援

＊　介護ロボット
の開発・普及の促
進 https://www.mhlw.
go.jp/stf/seisaku
nitsuite/bunya/
0000209634.html

　現在は，開発費やロボットそのものの価格が高いため，すぐに導入することは困難かもしれないが，技術革新と労働人口減少が進めば，さまざまなケアがロボットに置き換わる可能性も考えられる。

C　これからの看護管理

（1）新しい情報技術の適用

　これまでに述べたような変革は，一気に起こるわけではなく，10年単位で少しずつ進む。点滴の滴下調整をすべて人間が行っていた時代から，輸液ポンプに置き換わるまでにも何十年もかかっている。その結果，看護師に求められる仕事も，滴下速度をクレンメで調整することから，輸液ポンプのアラームに対処することへと変化してきた。今後も，さまざまなセンサーが新たに開発され，AIが進歩することによって，看護師が情報技術の助けを借りて業務を行うことが増えるだろう。

　このような変化に対応するために看護管理者は何をすべきだろうか。看護師の中には，自分が身につけた技術や経験を捨て，新しい仕事のやり方に対応することに困難を感じる人もいるかもしれない。また，もしも採血をしなくても血液検査ができる技術が開発されたら，採血が上手にできるという技術の価値は下がってしまう。一方，患者は新しい技術・治療法についてさまざまな期待をもつため，看護師はこれまで培ってきた経験や知識を更新し続けていかなければならない。看護管理者の仕事は，このような変化に対応できる組織をつくることであり，患者や世の中が求めることとスタッフのやりがいとのズレを収斂させることにある。

　多くの医療機関ではすでに患者満足度やスタッフのやりがいについて調査を行っている。これらを測定して他の医療機関と比較し，強み・弱みを知ることそのものには意味があるが，どのような内容を評価に用いるかについては注意が必要である。各医療機関によって求められる**ミッション（理念）**は違うからである。がんの最先端治療を模索する病院と，治療がほぼ確立している病気を中心に治療する病院では，求められる患者満足度は違うはずである。片方の病院がもう片方の真似をすることがよい結果を生むわけではない。まず，それぞれの医療機関，病棟に求められる行動本位のミッションを明らかにし，それに適した評価方法を行うべきである。

　ある病院の救急治療室では，「患者を安心させる」ことをミッションとした[11]。その結果，「救急治療室に来てから診察が開始されるまでの時間（1分

以内)」をミッションから導き出されるアウトカム目標の 1 つと定義した。このアウトカム目標はミッションに照らし合わせて必要なものである。もし，このようなミッションがないまま，「高度な治療の件数」をアウトカム目標と定義した場合には，過剰な治療が行われやすくなり，スタッフのやりがいにも悪い影響を与えかねない。一方，がんの専門病院では，患者の待ち時間よりも，納得のいく治療法が選択できたと感じられるほうがよいミッションかもしれない。

　どのように技術が進歩しても変化しにくく，スタッフのやりがいとも親和性が高いミッションをみつけ，それに必要なアウトカム目標を定義し，測定し，改善することが必要である。その中で，情報技術の助けが必要となれば，それを用いていけばよい。

（2）ビッグデータによる政策決定

　現在，国が整備しているデータベースにおいて，看護を評価するアウトカムが少ないことには留意が必要である。レセプトに関するデータベースでは，訪問看護ステーションなどで実施されている医療保険の訪問看護請求がまだ含まれていない。また，日本看護協会の DiNQL® には，「褥瘡」「転倒・転落」「感染」「医療安全」など労働と看護の質を評価する指標が含まれている*が，これらは看護師が不足することによって悪化しやすいものである。

* DiNQL® 事業は，「看護職が健康で安心して働き続けられる環境整備と看護の質向上」のために，「収集したデータを政策提言のためのエビデンス構築に活用し，看護政策の実現を目指す」「看護実践を可視化し，データに基づく改善活動の強化を図る」という目的を掲げている。2023 年度にシステムをリニューアルした。

　質を測る指標により得られたデータの解釈を行うときは，その評価指標が作成された目的を確認しておくことが重要である。

　これまで，診療報酬などのデータは政府が分析しており，広く一般には公開されていなかったが，現在，さまざまなデータベースが公開され，研究などで広く活用する基盤が整った。医療政策決定についても，これまでは職能団体の意向が尊重されてきたが，今後はこのようなデータに基づく意思決定も行われると考えられる。介護施設・事業所については，質の評価データ収集等事業のデータ VISIT（monitoring & evaluation for rehabilitation services for long-term care）と CHASE（Care, Health Status & Events）が統合され，LIFE（Long-term care Information system For Evidence：科学的介護情報システム）が活用されている。看護に期待される役割はさまざまであり，アウトカムを単純に定義することは困難だが，身近な現場から評価を始めていかなければならない。

【引用文献】
1）厚生労働省：令和 3 年医療施設（動態）調査・病院報告の概況＜https://www.mhlw.go.jp/toukei/saikin/hw/iryosd/21/＞.

2 ）厚生労働省：第 33 回社会保障審議会医療部会 資料 2，2013 年 10 月 4 日.

3 ）久常節子：にわか役人奮闘記，学習研究社，2002.

4 ）日本医師会：日医ニュース第 859 号（1997 年 6 月 20 日），1997.

5 ）社会保険診療報酬支払基金：レセプト請求形態別の請求状況＜https://www.ssk.or.jp/tokeijoho/tokeijoho_rezept/index.html＞.

6 ）厚生労働省：病床機能報告＜https://www.mhlw.go.jp/stf/seisakunitsuite/bunya/0000055891.html＞.

7 ）厚生労働省：保健医療分野 AI 開発加速コンソーシアム＜https://www.mhlw.go.jp/stf/shingi/other-kousei_408914_00001.html＞.

8 ）厚生労働省：情報通信機器を用いた診療（いわゆる「遠隔診療」）について，事務連絡，平成 27 年 8 月 10 日＜https://www.mhlw.go.jp/file/06-Seisakujouhou-10800000-Iseikyoku/0000094452.pdf＞.

9 ）厚生労働省：令和 4 年度無医地区等及び無歯科医地区等調査の概況，令和 5 年 7 月＜https://www.mhlw.go.jp/toukei/list/76-16b/R5.html＞.

10）厚生労働省：報道発表資料，「ロボット技術の介護利用における重点分野」を改訂しました，平成 29 年 10 月＜https://www.mhlw.go.jp/stf/houdou/0000180168.html＞.

11）P.F. ドラッカー著，上田惇生訳：非営利組織の経営．ドラッカー名著集，ダイヤモンド社，2007 年，p.4.

【参考文献】

・看護問題研究会編：知っておきたい看護婦確保対策の基礎知識，ぎょうせい，1993.

・柴田秀子：日本のヘルスケア政策における看護職の役割に関する遡及的ケーススタディ，日本看護管理学会誌，4(2)，2001，p.32-45.

・社会保険研究所：看護関連施設基準・食事療養等の実際　平成 30 年 4 月版，社会保険研究所，2018.

・付添看護の実態把握に関する検討会編：付添看護解消マニュアル，ぎょうせい，1995.

・矢島鉄也：医師の正確な診断と事務サイドとの連携の強化を，社会保険旬報 No.2171，2003.5.11.

・勝沼晴雄：看護学校新カリキュラムの基本方向について，看護教育，8(1)，1967，p.22-25.

・金子光：看護学校新カリキュラムの基本方向について，看護教育，8(1)，1967，p.26-36.

・厚生省健康政策局看護課編：必携看護教育カリキュラム，第一法規，1989.

・看護問題研究会：新訂看護教育カリキュラム，第一法規，1997.

・田村やよひ：少子・高齢社会に対応した看護教育の展開に向けて―1996（平成 8）年の保健婦助産婦看護婦学校養成所指定規則改正〈日本看護歴史学会編：検証―戦後看護の 50 年，メヂカルフレンド社，1998，p.369-386〉.

・田村やよひ：保健士制度創設について，保健婦雑誌，1994，50(2)，p.140-142.

・厚生省医療関係者審議会医師部会，歯科医師部会，保健婦助産婦看護婦部会報告「障害者に係る欠格条項の見直しについて」，2000.

・田村やよひ：「解説：障害者に係る欠格条項の見直しについて（報告）」，将来を方向づける重要報告集 2001 年版，日本看護協会出版会，2001，p.163-165.

討論：医療施策・看護施策の看護実践・看護の質への影響

　医療施策・看護施策は，国民によりよい医療・看護が提供されることを目指して，改変されたり，創設されたりする。しかし，何がよりよい医療・看護なのか，医療・看護の質とは何かは，実のところ抽象的で漠としており，とらえどころがない。社会の変化，人々の価値観の変化によっても変わってくるものでもある。

　本章では，看護実践に関係する多様な施策について論じてきた。それぞれの施策は，当時の社会状況を背景に，よりよい医療・看護サービスの提供につながることを期待して導入・改正が行われてきた。しかし，社会状況は常に変化しており，いかなる状況にも万能である施策は残念ながら存在し得ないことから，導入・改正された医療施策・看護施策が必ずしも期待した成果につながらない，あるいは成果が持続せず新たな課題を生む結果となる場合もある。さらには，大局的な視点で検討され導入された施策が，実践現場に予想外の影響を生じさせる場合もある。看護管理者は，施策に振り回されることなく，新たな施策が看護実践，看護の質にどう影響するのかを冷静に判断する力をもつとともに，実践現場の改善，看護の質向上に施策をうまく活用すること，さらには，よりよい施策を現場から提案することも考えていく必要がある。

　以上のことをふまえて，次の問題について考えてみてもらいたい。

①これまでの医療法改正は，看護実践にどのような変化をもたらしたか。
②看護職員確保に関しては，今後，どのような政策が必要と考えるか。
③医療機能分化政策は，どのような成果をもたらしたか。また，残る課題あるいは新たに生じた課題は何か。関係するそれぞれの立場——国，保険者，医療の利用者(患者，国民)，医療提供者(医療機関，医療従事者等)——から考えよ。
④看護に関する料金体系の改革は，看護の質向上にどのような影響を与えたか(与えているか)。功罪両面から考えよ。
⑤看護教育に関する政策は，現在の看護実践にどのような影響を与えているか。課題は何か。
⑥進展する保健医療分野の情報化を看護実践にどのように取り入れ，看護の質向上にどのように活かすか。
⑦看護管理者として，看護の質向上に向けて，どのような政策を提案するか。

第4章

看護制度と政策決定過程

概要：重層的に力をためつつある看護職

看護管理者は，看護ケアの質をどのようにすれば上げることができるかと日々心をくだき，看護スタッフを激励し，時には厳しい檄を飛ばしたりしている。この段階では，看護ケアの質の向上が看護者個人の努力で実現するという信念が底流にある。

看護者個人の努力の大切さそれ自体が，いつでもどこでも不変であることは言をまたないが，それのみでは実際に**看護ケアの提供を左右するミクロ・マクロなシステム**に改善を加え，あるいは変革をもたらすことはできない。このミクロ・マクロなシステムがどのように複雑に絡まり合って，組み立てられているかを理解する道すじが第4章の内容である。

論点1はそうした**システムがいかにして決定されるか**をきわめて単純化した形で説いている。このミクロ・マクロなシステムの改善や変革に取り組むためには，さまざまな戦略が必要とされる。この戦略には，標的の明確化に加えて，協力し合う集団や組織を獲得するための体制づくりが基本的に必要となる。論点2および論点3は**そのような土台がつくられてこそ功を奏する活動**について述べている。その過程に生ずるさまざまな課題を解決するために，短期戦略のみならず，息の長い長期戦略も併せて構想しなければならない。

こうした構想は，1つの街づくりにたとえてみればイメージしやすいかもしれない。すでにある街をどのように新しくするかという目標を定め，何を残し何を壊し，または何を新しく建造するか，さらに関係者の同意をどうやって取りつけ，そのためにどこの協力を得るか，必要な資源をどこから調達するかなど，実に多岐にわたる計画と行動が必要となる。一大プロジェクトである。

このような大事業に取り組むためには，看護職全体が手分けしてそれぞれの強みを活かし，必要に応じタッグを組むことができる体制を整えておかなければならない。

看護職がこのようなしくみを主体的に構築していることで，制度・政策の動きに対し，必要に応じ速やかに対応する機動性も高まってきている。論点4では，医療の内外に向けて看護の主張を届けていく手段としてのパブリックコメントとパブリックスピーチを解説している。

看護職の世界は今，着々とその力を自ら育みつつある。論点5では，それぞれ看護職が自らおかれている立場の特性に応じ，その特性から来る専門性に磨きをかけるために，**組織的な活動を展開している現況**を紹介した。個々の組織体が明示的に掲げる目標は，その組織体自体の活動に特化されているが，おそらく究極的には，日本看護協会が定款で掲げる目的「〜人々の健康な生活の実現に寄与すること」を目指している。

これらの組織体の活動はそれ自体が，すでに述べたミクロ・マクロなシステムの改善や変革を直接，間接に牽引し，あるいは支える大きな力となっている。

これら組織体の活動は，個々に独立したものではなく，重層的に重なり合い，かつ機能的にも連動し合えるようなしくみをもっている。このことが看護職の社会的・政治的力を発揮するうえできわめて重要である。

論点1：看護政策の決定過程

　日本は三権分立国家であり，唯一の立法機関である**国会**では，法案の作成，国会への提出，議会での審議・議決，法律の公布という過程を経て法律が制定される。国会に法律案を提出する権利を有するのは，国会議員と政府内閣である(図4-1)[1]。内閣から国会に提出される場合は**内閣提出法律案**，別名**閣法**と呼ばれる。一方，国会議員による場合は**議員立法**といわれるが，それには**衆議院議員提出法律案(衆法)**と**参議院議員提出法律案(参法)**の2通りがある。

A　内閣による法律提案

　内閣の提案による法律案は**閣法**と呼ばれる。まず，省庁に設置される審議会

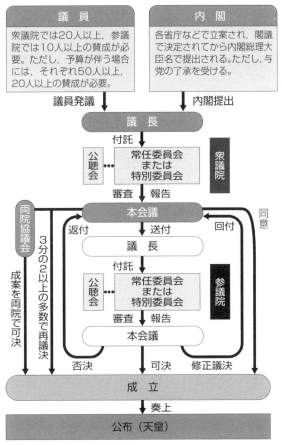

(参議院：参議院のあらまし)

●図4-1　わが国の立法過程(衆議院先議の流れ)

等で政策課題が検討され，その政策の実現のために新規立法，もしくは法律改正が必要な場合には，これまでは所管する部署の法制担当者を中心に法律素案が作成されてきた。民主党政権下では，政務三役会議が最終的な政策立案を行うとされた。法律素案は，内閣法制局で憲法や他の法律との整合性，法律条文の表現や内容，立法の意図の表現等について法律的な観点から詳細に審議される。内閣法制局での審議が終了すると，所管する省庁の大臣が閣議での審議の手続きを行う。閣議で決定された法案は与党内での審議を経て国会へ上程される。

（1）厚生労働省関係の審議会等

審議会については，1999（平成11）年4月の中央省庁再編に伴い，政府の統一方針として法令による必要的付議事項や基本的な政策を審議するものについて数を限定して設置することになった。この方針にしたがって，厚生労働省の社会保障関係の審議会は22から8審議会に統合再編された。

8審議会とは，基本的な政策を審議する①社会保障審議会，②厚生科学審議会の2つの審議会と，行政の執行過程における基準の作成・行政処分・不服審査等に係る事項を審議する③疾病・障害認定審査会，④薬事・食品衛生審議会，⑤中央社会保険医療協議会，⑥医道審議会，⑦援護審査会，⑧社会保険審査会の6つの審議会であった。その後，新たな審議会が加えられている。

各審議会には必要に応じて分科会，部会あるいは専門委員会（または委員会）が検討課題ごとに設置され，そこで具体的な検討が行われ，検討結果が審議会に上げられ，審議会から厚生労働大臣に答申される。

a）社会保障審議会，b）医道審議会および c）中央社会保険医療協議会を例にとって，審議会の構造を説明する。

a）社会保障審議会

社会保障審議会は社会保障制度・人口問題の基本的な事項について審議をするもので，所掌事務は厚生労働省設置法第7条に次のように規定されている。

①厚生労働大臣の諮問に応じて社会保障に関する重要事項を調査審議する。

②厚生労働大臣又は関係各大臣の諮問に応じて人口問題に関する重要事項を調査審議する。

③前2号に規定する重要事項に関し，厚生労働大臣又は関係行政機関に意見を述べる。

④各法の規定によりその権限に属させられた事項を処理する。

社会保障審議会の組織や委員等，社会保障審議会に関し必要な事項について

は政令である社会保障審議会令で定められている。社会保障審議会は 30 人以内の委員で組織し，特別の事項を調査審議する必要があるときには臨時委員を，専門の事項を調査する必要があるときには専門委員をおくことができる。社会保障審議会には統計分科会，医療分科会，福祉文化分科会，介護給付費分科会等の分科会がおかれている（社会保障審議会令第 5 条）。また，審議会及び分科会は部会をおくことができる（同第 6 条）。さらに，分科会や部会は必要に応じて分会，委員会，専門委員会を設置できる。社会保障審議会の分科会および部会で，2023 年現在，看護職の委員が配置されているのは，医療分科会，介護給付費分科会，医療保険部会，医療部会，障害者部会，介護保険部会の 6 つである。

b）医道審議会

医道審議会は社会保障審議会と同様に 30 人以内の委員で構成され，臨時委員と専門委員をおくことができる。医道審議会令第 2 条には，委員および臨時委員は，①社団法人日本医師会の長，②社団法人日本歯科医師会の長，③学識経験のある者の中から厚生労働大臣が任命すると規定されている。日本医師会長と日本歯科医師会長だけが政令で明確に委員に任命されることが謳われている。この点は社会保障審議会令が学識経験のある者と規定しているだけの委員構成と明らかに異なる点である。

医道審議会には医道分科会，医師分科会，歯科医師分科会，保健師助産師看護師分科会，理学療法士作業療法士分科会，あん摩マッサージ指圧師，はり師，きゅう師及び柔道整復師分科会，薬剤師分科会，死体解剖資格審査分科会が設置され，それぞれの身分法に規定された事項の検討を行う。また，各分科会には 2023 年現在，各職種の国家試験や研修制度等を検討するための部会が設置されている。保健師助産師看護師分科会には，看護師等確保基本指針検討部会，看護倫理部会，保健師助産師看護師国家試験制度改善検討部会，保健師助産師看護師国家試験出題基準改定部会，看護師特定行為・研修部会が設置されている。看護師等の確保に関する基本指針については看護師等確保基本指針検討部会で，また看護者の倫理的態度や行政処分等については看護倫理部会で審議され，国家試験のあり方や実施については国家試験制度改善検討部会が所掌している。看護師特定行為・研修部会は 2015（平成 27）年 10 月から看護師の特定行為研修制度が施行されることに伴い，特定行為の内容，特定行為研修の基準，指定研修期間の指定および指定の取り消しに関することを検討するために，2014（平成 26）年 9 月に設置された*。

＊　以後，現在まで特定行為研修制度の推進と研修の質向上に関する方策を実施し，その結果，2016 年 3 月時点で 259 人だった特定行為研修修了者数が 2023 年 3 月現在，6875 人まで増えている。

c）中央社会保険医療協議会

中央社会保険医療協議会（以下，**中医協**と称す）は，社会保険医療協議会法（1950〈昭和25〉年3月31日法律第47号）に基づいて設置され，その所掌事項は療養の給付に要する費用，入院時食事療養費，訪問看護療養費，療養の給付等の診療報酬に係る事項について厚生労働大臣の諮問に応じて審議し答申すること，また，自ら厚生労働大臣に建議することである。委員は保険者・被保険者，事業主等を代表する委員7人と医師・歯科医師・薬剤師を代表する委員7人，公益を代表する委員6人の合計20人と決められている。このほかに10人以内の専門委員をおくことができる**。

中医協は診療報酬を決める重要な会であるが，この会には看護職の代表委員は参加できなかった。しかし，2003（平成15）年12月に中医協議事規則の改正が行われ，診療報酬基本問題小委員会に専門委員として看護師の代表の参加が認められた。実に，日本看護協会の四十数年にわたる要望がやっと実現したのである。専門委員としてではあるが，看護の立場から国民や患者中心の医療・看護を実現するために発言する機会を得られたことは意義がある。

診療報酬は公的医療保険制度のもとで定められる医療サービスの公定価格であり，医療機関の経営基盤である。訪問看護制度により，看護者も訪問看護ステーションの経営者として直接診療報酬を受け取る立場になったことが，中医協への参加が認められた大きな要因である。

（2）審議会等への看護者の参加状況

2023（令和5）年時点で，厚生労働省が所掌する法律や政令の定めにより設置された審議会等の中で，3つの審議会（社会保障審議会，医道審議会，厚生科学審議会），5つの協議会（中央社会保険医療協議会，がん対策推進協議会，アレルギー疾患対策推進協議会，循環器病対策推進協議会，成育医療等協議会），3つの分科会（介護給付費分科会，保健師助産師看護師分科会，医療技術評価分科会），13の部会（医療保険部会，医療部会，障害者部会，介護保険部会，科学技術部会，地域保健健康増進栄養部会，がん登録部会，再生医療等評価部会，保健師助産師看護師分科会看護師等確保基本指針検討部会，保健師助産師看護師分科会看護倫理部会，保健師助産師看護師分科会保健師助産師看護師国家試験制度改善検討部会，保健師助産師看護師分科会保健師助産師看護師国家試験出題基準改定部会，看護師特定行為・研修部会）に看護職の委員が参加している。このほかに，必要に応じて検討会または委員会や研究会などが設置され，さまざまな政策課題の検討が行われている。このように適宜開催される検

＊＊ 2007年3月から委員の人数が変更された。

討会等では，専門分野の特定の課題が取り上げられるので，看護に関連した課題の検討に際しては，必ず看護職の委員が複数名参加している。しかし，看護分野に特化した委員会以外の委員は職能団体である日本看護協会の役員だけで，医学系の委員が職能団体，医療施設，大学・研究所等から複数選ばれていることと比べて，1つの委員会における看護者の委員数は極端に少ない。特に審議会，分科会，部会などの上位の委員会の看護職委員は1名で，そのほとんどは職能団体からの代表者が参加している。

1992（平成4）年以降，看護系大学は急速にその数を増やしてきており，文部科学省発表の2023年度の看護系大学数は283校で，全大学の約35%を占めている。このような状況を考えると，看護系大学の教員が看護学の有識者として審議会や分科会，部会に参画し，職能の立場だけではなく，学問的，専門的な視点から国民の生活と健康を守るための保健医療福祉政策の立案，実現に積極的に関与できる機会を増やしていくことが必要だと考える。

B 国会議員による法律提案

国会議員による法律の提案は大きく2つに分けられる。1つは衆議院議員による法律提案で，**衆議院議員提出法律案（衆法）**と呼ばれる。もう1つは，参議院議員によるもので，**参議院議員提出法律案（参法）**と呼ばれる。

国会法によって国会議員の政策立案および立法活動が補佐されるしくみが規定されている。国会議員が法律を作成することを支援するために，国会には衆議院と参議院にそれぞれ法制局がおかれている。また，国会議員の政策立案および立法活動を補佐するために政策担当秘書をおくことができる。

国会法第56条で「議員が議案を発議するには，衆議院においては議員20人以上，参議院においては議員10人以上の賛成を要する。但し，予算を伴う法律案を発議するには，衆議院においては議員50人以上，参議院においては議員20人以上の賛成を要する」と規定されている。したがって，国会議員が法律を立案し国会に提案するためには，法律の主旨や目的，その意義や内容を明確にして，多くの議員の賛同を得ることが必要である。

議員立法は内閣による法律の提案と比べ，幅広くさまざまな人々に恩恵をもたらすような目的の法律が多い。今までの例では，「臓器の移植に関する法律」「少子化社会対策基本法」「配偶者からの暴力の防止及び被害者の保護等に関する法律（DV防止法）」「保健婦助産婦看護婦法の一部を改正する法律」等がある。

論点2：ロビー活動

　日本では，国会議員による法律の提案と内閣からの提案を比べると，成立件数は後者が圧倒的に多い。国会に提出される閣法の成立割合は9割以上であるといわれ，制度的に法案のすべてが議員立法のアメリカとは対照的である。しかし近年では，官僚主導の政府内閣による立法から，国会議員主導の立法へと転換を図る動きが加速され，2003（平成15）年秋の総選挙のときには，各政党が具体的な政策を掲げて国民にその姿勢をアピールした。

　法律案の作成と国会への提出が官僚主導型か国会議員主導型かによって，各専門職能団体にとっては，自分たちに必要な政策実現のために行う政治的活動のターゲットが違ってくる。官僚主導型である日本では，看護の政策実現のために政治活動の対象が厚生労働省や文部科学省といった行政機関になりがちであるのは致し方ない。しかし，政府提案で成立する法律案が多いとはいえ，最終的に国会で法案を審議して議決する権利を有するのは国会議員だけであるので，専門職能団体にとって国会議員も重要な政治活動のターゲットであることは間違いない。行政機関，国会議員のいずれに対しても，専門職能団体が自ら政策を掲げ，それらについての理解を促し，具体的な政策立案とそれを実現するために積極的に関係機関や関係者に働きかけることが重要である。

　このように，政策を実現させるために必要な，ある特定の法律制定に向けて影響を及ぼし得る一連の活動を**ロビー活動**（Lobbying）という。政治活動のターゲットが議員であることが明確なアメリカでは，大企業や労働組合から市民運動団体である NGO＊／NPO＊＊まで，多種多様な団体がロビー活動を専門に行うロビイストを雇用している。

　ロビー活動には大きく分けて，**①対面的アプローチ**，**②陳情活動**，**③政治資金集め**の3つの方法があるといわれる[2]。そのほかにロビー活動を政治力・組織力を高めるための活動の一種ととらえれば，重要なロビー活動として**看護の社会的役割のアピール**がある。

＊　Non-governmental Organization：非政府組織

＊＊　Non-profit Organization：民間非営利組織

（1）対面的アプローチ

　これは，ある特定のテーマを専門に扱う個々の議員に直接会って情報提供を行うこと，議会の委員会や議員の勉強会等に参加して意見を述べること，あるいはヒアリングで意見陳述をすること等の行為である。活動の対象が行政機関である場合には，前述したように重要な審議会，分科会，部会，検討会等の委

員として団体の代表者を参加させること，関係省庁の中で看護政策に関係する
部署の官僚と日頃から情報交換を緊密に行うといったことが必要である。

（2）陳情活動

　陳情活動には，①国会への請願，②議員への陳情，③地方議会から国会への
意見書提出，④行政機関への要望活動などが含まれる。

a）請　願

　請願は，国民が国政に対する要望を直接国会に述べる手段であり，憲法第
16条で国民の権利として保障されている。請願は，衆議院，参議院でそれぞ
れ別個に受け付け，お互いに干渉しないと規定されている。請願は国会が開会
されると，その召集日から受け付けが開始され，会期終了日の7日前に締め切
られる。請願書の提出には，国会議員の紹介が必要である。

　請願の手続きは次のとおりである。まず，請願の趣旨や目的を理解して実際
に請願を行ってくれる紹介議員を探さなければならない。紹介議員が決まると，
要望の趣旨や要望項目を簡潔にまとめた請願書を作成し，紹介議員を通して国
会に提出する。請願書が提出されると請願文書表が作成・印刷されて，各議員
に配付される。請願文書表の配付と同時に，請願はその趣旨に応じて常任委員
会もしくは特別委員会に付託される。委員会では付託された請願の審査を行い，
議院の会議に付託して採択が必要なものか否かを決定する。さらに，採択すべ
き請願のうち，内閣に送付することが適当であると認めるものについては，そ
のことを付記して議院に報告する。国会の本会議において請願の採択が行われ
る。採択された請願のうち，内閣で処理することが適当であると判断されたも
のは議長から内閣総理大臣に送付され，内閣からは年に2回，その処理経過が
議院に報告される。国会閉会後に，請願の紹介議員に対して審査結果が通知さ
れる。この流れを図にしたものが**図4-2**[3)]である。

b）陳　情

　陳情は請願と違って紹介議員を必要としない。要望内容をまとめて文書を作
成し，郵送等で議院の議長宛てに提出する。議長に送られてきた陳情の中から
議長が必要と認めたものは，陳情内容に応じた適切な委員会に参考のために送
付される。この際には，請願文書表のような文書は作成されない。

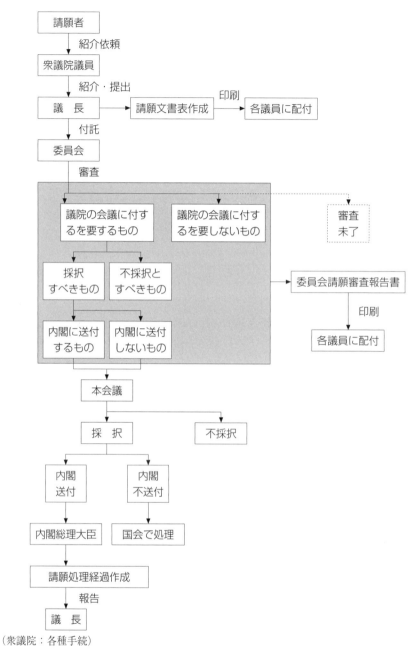

（衆議院：各種手続）

●図4-2 請願の流れ（プロセス）

c）地方議会からの意見書

　地方自治法第99条の改正によって，地方議会は関係省庁のほか，国会に対しても意見書を提出できるようになった。したがって，地方の議会に働きかけることによって，政策の実現を図ることも重要な選択肢の1つとなった。意見

書はそれぞれ衆議院，参議院の議長宛てに「○○に関する意見書」という表題にして郵送する。議長は意見書を受理した後，適当な委員会に参考として送付する。

d）行政機関への要望

日本の政府予算は単年度予算主義をとっており，中央省庁で行われる政策の策定は予算案作成のスケジュールと密接に関係している。1年を通しての政策策定過程は次のようになっている。まず，4月から6月にかけて各省庁が新しい政策の策定に向けて各部署内で議論を始め，新政策案を練る。案が固まると，それを部署の案のレベルから省としての案にするために省内での調整が行われる。省の新政策として案が固まると，内閣法制局への案件登録と予算の概算要求を行う。例年7月に入ると各省による概算要求活動が活発化し，8月末にはほぼ各省の概算要求が決定する。9月以降は，省庁間および省庁を超えた利害関係者間で調整が行われ，12月に政府予算の原案が内閣提出法案として確定し，毎年1月に召集される通常国会に提出される。

したがってこの通年サイクルで考えると，ロビー活動として重要なのは，4月から5月にかけて省庁の各部署で新政策の議論が始まる前か，議論の最中に，専門職能団体として実現してほしい看護政策・保健医療福祉政策について官僚や関係者に情報を提供し，意見を述べる機会を多くもつことである。

また，7月から8月にかけての予算の概算要求に関しては，看護に関心をもち，保健医療政策の専門家である有力な国会議員等への働きかけを強化し，看護政策の実現のために予算がとれるよう運動をすることが重要である。

（3）政治資金集め

公益法人である専門職能団体はある特定の政治家や政党に対して政治資金集めや選挙活動を行うことはできないので，別の政治活動団体を組織して活動する。看護界でいえば，日本看護協会は政治活動団体として**日本看護連盟**を組織した。日本医師会，日本歯科医師会，日本薬剤師会などもすべて政治活動団体をつくり，その組織が資金集めや選挙運動を行っている。

（4）看護の社会的役割に関するアピール

看護職には，国や地方自治体の保健医療福祉政策に対して影響力を行使し，看護者の利益だけではなく，人々の健康を守り，安全で安心できる生活の保障を実現する責任がある。

　　看護が保健医療福祉政策への影響力を増すための 1 つの方法として，**看護の社会的役割に関する声明**を発表するということがある。看護の使命，目標，責任と責務，倫理規定，看護の定義，看護の役割と機能，他職種との関係，看護が提供される場，看護実践の範囲，看護の制度等について，国民や社会に向けて簡潔明瞭な声明を公表する。このような声明を出すことによって，看護のアイデンティティがより明確になるし，国民の看護への理解を促すことにもなる。また，声明は看護職が保健医療福祉政策上の意思決定に参与する際に一貫した枠組みとして機能する。

　　例として日本看護協会は，「要望書」や「見解」の形でさまざまな意見表明を行っている。

　　これらについては，日本看護協会の Web サイト上で見ることができる（https://www.nurse.or.jp/）。

　　看護は社会や国民のヘルスケアニーズに対応することで社会的責任を果たし，それによって社会の価値となり，重要な勢力となることができる。

論点3：政治参加

　職能団体にとって，政治的なパワーをもつことは，自分たちの掲げる政策を実現するために非常に重要である。では，どのようにすれば政治的な力がもてるのかということであるが，1つは，看護界の代表者を直接政治の場に送り出すことである。もう1つは，看護者1人ひとりが看護の社会的な責任を自覚し，国民の安心と幸福という広い視点から看護の課題や問題を考え，国や地方自治体の保健医療福祉政策に関心をもって，政治活動に参加することである。そして，1人ひとりの看護者の声を専門職能団体に結集し，より大きな声にして保健医療福祉行政への影響力を強めていくことである。

　また，看護の役割や責任は社会や国民に対して存在すること，国民の多様化するヘルスケアニーズに対応するために，看護がどのような改革をしようとしているのかなど，看護や看護者の現状，将来ビジョンを広く国民や患者に理解してもらう活動を通して，政治への影響力が増大するであろう。

A　日本看護連盟の創設

　日本看護協会は政治的活動をより強化するために，1959（昭和34）年10月15日に，**日本看護連盟**を発足させた。

　日本看護協会は政治的活動として国会や行政機関に対して請願や陳情・要望を繰り返し行ってきた。しかし，それだけでは自分たちが掲げる看護の政策を実現することは困難である。そこで，看護の問題を解決して国民のための保健医療政策を実現するためには国会に看護の代表者を送り込むべきであるという意見が1958（昭和33）年10月の理事会で出され，当時の林協会長を候補者として推薦し，選挙戦を戦ったが落選してしまった。そのときの選挙活動の反省から，1959年の通常総会では政治連盟結成の緊急動議が提出され，賛成多数で決議された。その後，慎重な協議と準備が行われ，その年の秋に日本看護連盟が発足した。

　日本看護連盟の目的は，「公益社団法人日本看護協会の目的達成に必要な政治活動を行い，あわせて国民の健康と福祉の向上に寄与すること」（日本看護連盟規約第3条）である。以来日本看護連盟は，当選，落選を繰り返しながらも，国政選挙や地方選挙で，政治の場に看護者の代表を送り続けている。

B　看護者の政治参加意識の高揚

　2001（平成13）年に行われた「看護職の医療・看護政策に対する意識に関する研究」では，対象者の約8割が医療・看護政策に対して関心をもっており，年齢が高くなるほど，また管理職にある者ほど関心の程度が強くなることが明らかになった[4]。関心をもったきっかけはどの年代にも共通して「医療問題に関するマスコミ報道」や「現場の問題に直面したこと」であった。ところが政策への関心が高い一方で，政策決定過程に関心があるという者は約6割に減少している。この両者の間のギャップが，看護の政治力の弱さを表していると思われる。

　政治参加という点から考えれば，第一に専門職として，社会や国民が納得し支持するような看護政策または保健医療福祉政策を具体的かつわかりやすく提示することが重要である。次に，自ら掲げる政策の実現に向けて，政策決定過程のあらゆる局面で精力的にロビー活動を行うことである。

　ロビー活動そのものは交渉であり，説得であり，駆け引きであるが，ロビー活動を成功させる要因に，その職能団体のもつ政治力がある。たとえば，選挙時の看護職の力，つまり当選や落選に関与すると思わせる力の誇示などである。

　看護者の選挙における投票行動はまさに看護職の政治力を示す大きな要因であり，看護者の政治参加意識のバロメーターでもある。また，看護職の代表として国政に参加している議員の存在も政治的力の1つである。そして草の根的な政治力として大事なことは，看護者1人ひとりが，看護の社会的価値や責任について説明し，語り，実際に示して，社会や国民，協働する多職種の理解を促すことである。

論点4：パブリックコメントとパブリックスピーチ

第3章「医療施策と看護施策」において繰り返し論じられているように，看護実践は，政策に大きく左右される。政策とは，法律，政令，規則・通達等の形をとり，さまざまな状況で公式的に特定の人々の行動を規定するものである。看護職が自らの実践の条件をより望ましいものに整えようとするなら，関連する政策に働きかける行動を起こさなければならない。政治家も行政官も看護職が暗に期待しているほど，看護の現実がわかっているわけではない。それどころか，驚くほどわかっていないことを思い知らされることが多い。たとえば看護師の行動は逐一医師の指示に基づいており，独自の判断などは間違っても行わない職種であると思っている人々がいまだに多い。その考え方は，看護職に大学は不要，大学院はさらに不要といった論理的帰結にしっかりとつながってくる。したがって，政策をよりよいものに変えていくのは，看護職自身の努力によっているのである。

「パブリックコメント」も「パブリックスピーチ」も，看護職が政策に働きかける行動のひとつである。このような行動がとれる集団は，一般に政治力をもつ，すなわち社会に対する影響力をもっていると見られている。看護管理者は，看護ケアそのものが社会への貢献である以上，このような社会との重要な接点を設ける機能を率先して果たすことが求められる。

シュビリアン P. M. Schwirian は，看護の専門職化を述べた著書の中で，ハワイの上院議員による次のような問いを引用している。

1. 看護専門職はこれまで臨床以外の場，たとえば連邦や州の健康政策をよくするためのリーダーシップが，なぜとれずにきたのか
2. 看護専門職は，なぜこれまで，そのもてる政治力を使ってこなかったのか
3. アメリカの看護職は，自らが真の専門職たることを望んでいるのだろうか。言い換えるならば，パワーと権威につきものの責任と特権を引き受け，必要あらば，それを求めようとしているだろうか
4. 看護専門職の真のあり方を発達させるうえで堅固な制度的保証でもあるというのだろうか[5]

これらの問いは，そのまま看護職がおかれている現実を表しているともいえる。看護職は，これまで自分たちの仕事を規定する諸条件の整備に，ほかの誰でもない，ほかならぬ自分たち自身がかかわるべきだとする考えをもたないできてしまった。それはおそらく，そのような問題への関心を閉ざし，目の前の

クライエントの必要に応えることのみを求めてきた過去の看護教育の伝統と関係していることだろう。

A　パブリックコメント

(1) パブリックコメントとは

　パブリックコメントとは，行政機関の政策案に対して，一般の人々（パブリック）が所定の手続きを経て表明する意見（およびその制度）のことである。所定の手続きとは，政府が公開する政策案を検討し，その結果を意見として，求められた期日内に提出するのである。行政機関はそれを参考にして，最終的な決定を行う。このようなやり方は，1999（平成11）年4月以降からとられている。特にいろいろな規制を新しく決める際，またはそれを改正したり廃止しようとする際には，広くパブリックコメントを募ることを国の行政機関の義務とすることが閣議決定された（1999年3月23日）＊。

＊ 2005年6月の行政手続法の改正により意見公募手続が新設され，この閣議決定は廃止された。

　パブリックコメント制度については，「e-Gov」のWebサイトで詳細が説明されている（**表4-1**，**図4-3**）[6]。

　試みに，厚生労働省の2023（令和5）年10月の1カ月間のパブリックコメントの募集一覧計38件をWebサイトで見ると，ほとんどが募集日から必着とされる締め切り日までの期間は約1カ月と，非常に短いことがわかる。つまりこの間に1つの政策について必要な関連情報を集め，その政策が何をもたらすか，現実がどのように変えられるのか，その影響はどの範囲に及ぶのかを吟味し，問題があればそれを明確にして公式的に表明できる（誰が読んでもわかるような）意見の形に仕上げるのは，相当の時間と労力が必要である。

　このことは，何を意味するかというと，パブリックコメントはそもそも，その募集があってからおもむろに考えるといったものではなく，むしろ最初からその内容も動向も怠りなく監視していて，いうべき意見はおおむね用意しておき，いつでも表明できる態勢を整えておかなければならない，という性格のものである。そうでなければ，時宜を得た意見の発信ができない。

　またこれは，必ずしも個々の国民の意見だけではなく，行政機関が関心をもっているのは，むしろその政策によって直接影響を被る関係諸団体の意見である，ということを知っておく必要がある。その意味では，看護職の職能団体である日本看護協会が，要所要所でどこにどのような要望書等を発信しているかについて視野に入れておくことが重要である。ただしこれは決して「職能団体に任せておけばよい」ということではない。

●表4-1　パブリックコメント制度の対象

政令	憲法及び法律の規定を実施するために内閣が制定する命令
府省令	各府省の大臣が，主任の行政事務について制定する命令
処分の要件を定める告示	国の行政機関が決定した事項等を広く一般に知らせるためのもののうち，処分の要件を定めるもの
審査基準	申請に対して許可等をするかどうかを法令の規定に従って判断するために必要な具体的な基準
処分基準	不利益処分をするかどうか，どのような不利益処分とするかについて法令の規定に従って判断するために必要な具体的な基準
行政指導指針	同一の行政目的を実現するため一定の条件に該当する複数の者に対し行政指導をしようとする際に各行政指導に共通する内容

（e-Gov：https://public-comment.e-gov.go.jp/contents/about-public-comment/）

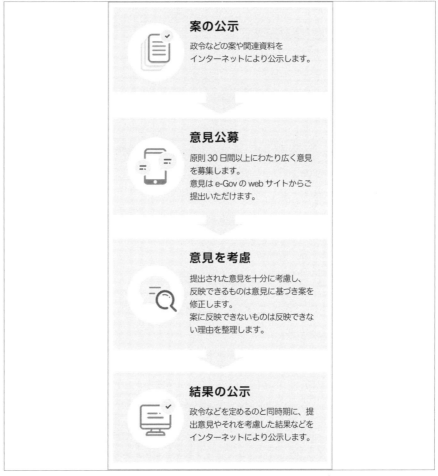

（e-Gov：https://public-comment.e-gov.go.jp/contents/about-public-comment/）

●図4-3　パブリックコメント手続きの流れ

（2）要望書の例

　日本看護協会は，たとえば，令和3年度予算案等の編成ならびに政策の推進にあたり2020年(令和2)年4月16日付けで，以下3点を要望した。

　要望1：夜勤・交代制勤務者の勤務間インターバルの普及に向けた取り組みの推進(夜勤・交代制勤務者の勤務間インターバル制度の普及促進のため，「過労死防止対策大綱」変更に際して夜勤・交代制勤務者の勤務間インターバルの実態を把握したうえ，勤務間インターバル普及の数値目標を示されたい。)

　要望2：働き方改革に取り組む病院への助成(働き方改革に取り組む病院に対し，「時間外労働時間等改善助成金」「人材確保等支援助成金」支給対象を拡大し，助成されたい。)

　要望3：事業所等で働く保健師の法的な位置づけの確保と研修体制の整備(①労働安全衛生法へ事業者が選任する医療職に，産業医に加え保健師を明記し，一層の産業保健機能強化を図られたい。②産業保健師に対する系統的な研修プログラムの構築および受講支援のための予算を確保されたい。)

　同様の例をもう1つ紹介しておこう。2020 (令和2)年度診療報酬改定に関して，2019年(令和元年) 6月11日付けで提出された要望書である。これは，少子高齢社会・多死社会を迎え，国民の安全・安心な住宅療養環境を確保するため，訪問看護サービスの機能拡充と基盤強化について要望していた。

　このように，日本看護協会は，主に厚生労働省がいかなる新施策を打ち出すかをきちんとモニターし，それが公表されたときは，相当速やかに，看護職の職能団体として看護職全体を代表する意見を公にしている*。

＊ 公益社団法人日本看護協会のWebサイト https://www.nurse.or.jp/home/about/teigen/

B　パブリックスピーチ

（1）コミュニケーションとしてのパブリックスピーチ

　多数の人々を対象に話すパブリックスピーチという行為は，誰にとっても少なからぬ緊張を伴う。看護職は1対1の対人的コミュニケーションについては日頃よく学習し，また関心も強い。しかしパブリックスピーチは，看護職の日常の仕事ではそれほど機会がないため，そのスキルを磨く機会にも恵まれないことが多い。したがってますます引っ込み思案になってしまう。その種の機会をただ座して待つだけでは得られるものが少ない。むしろ意識して，自ら役割を買って出るなどし，スキルを磨いておく必要がある。コミュニケーション理論によると，コミュニケーションの根本的な目的は，影響力を与える行為者と

なることだという。「われわれは影響を与えるために，——われわれの思いどおりに感化するために，コミュニケーションを行うのである」（バーロ D. K. Berlo）[7]

　これはいささか能動的すぎる，あるいはむしろ攻撃的な性格を帯びたとらえ方ではあるが，パブリックスピーチを説明するには，まことに当たっているように思う。また，パブリックスピーチはリーダーシップとたいそう関係が深い。事実，次項に示すパブリックスピーチの機会により多く遭遇するのは，リーダーたちである。リーダーシップをコミュニケーションの観点からとらえ直すと，「明白な目標の達成に向け，コミュニケーションのプロセスを通して行使される対人的影響力」（タネンバウム R. Tanenbaum）[8]という定義が下される。

　これらのことから理解されるように，パブリックスピーチのねらいは，一義的には**説得**である。説得のほか，「説明」や「情報提供」といったねらいもあるにはあるが，それらはもっぱら機能的な側面を重視するもので，スピーチ内容の正確さが保たれていれば，ねらいはおおむね達成される。本章で扱うパブリックスピーチは，リーダーシップと関連して述べられており，その目指すものは，説得であり，対象となる人々の納得である。

（2）パブリックスピーチの機会

　さて，パブリックスピーチの一番身近な機会は，所属する組織内外の会議等における発言であろう。ただし，会議は普通，所属組織のいかんを問わず，当面の目的を同じくする特定のメンバーによって成り立ち，不特定多数の人々が参加することはまずない。その意味では「パブリック」の性格は多少薄められるかもしれない。しかし，目的はひとまず共有されていても，立場も意見も価値観も違う人々を相手に自分の意見を主張し，相手の理解と納得を求めるというパブリックスピーチの筋書きは変わらない。

　そのほか研究発表，フォーラムなどの演者，記者会見，講演，政府の公聴会での意見表明，街頭演説などもその機会の1つである。

　看護管理者が往々にして直面し，自分の管理する部署を代表して攻防に努めなければならない折衝，交渉は，「合意点への到達」または「要求の実現」を図るという，きわめて実際的な目的をもつ。そして出発点には何らかの利害対立——現象的なものであったり，根本的なものであったりする——が想定され，それを調整するための方略がさまざまに編み出されている。その意味では，パブリックスピーチよりもさらに技巧的なスキルが求められるかもしれない。しかし，パブリックスピーチとは先述したように「説得」や「納得」を目的とす

るのであるから，共通項をもつことは明らかである。

（3）パブリックスピーチに臨む基本姿勢

a）共通地盤の構築

さてここで肝に銘じておくべきことがいくつかある。その1つは，メーソン D. J. Mason らの次の指摘である。

「人は誰しも自ら好むものと好まないものとをもつ。興味や関心のもてるものとそうでないものとがある。あなたやあなたの集団にとって深刻な関心事であっても，聞き手にとってはそうでないかもしれない。たいていの人は，自分自身の問題で頭がいっぱいであり，あなたやあなたの組織の問題などには煩わされたくないと思っている。それゆえ目指すべきは，あなたと聞き手との間に共通の地盤を築くことである」[9]

これはきわめてクールな認識であり，また必須の認識である。この場合の共通の地盤とは，看護において，どこに求めるべきかを考えてみよう。たとえば看護ケアの体制を充実させたいということを伝えようとするとき，「ケアの提供体制が貧しいために仕事がたいへんきつい」ことを弁じ立てるとすれば，それはあくまでも内部事情であり，ほとんどの場合，共通地盤を築くうえで役に立たない。それは単に「きつさ」を理解してほしいという心情的アピールにすぎない。内部事情に詳しくない人にとっては，よほどの想像力が働かない限りそういうことの理解は無理な話である。そうではなく，「ケアの提供体制が貧しいと患者の世話が行き届かず，それは患者にとって大変不幸な結果を招く」と主張するほうが，聞き手はその内容をケアの受け手，すなわち自分たちの側の問題として受け止めることを容易にする。つまりは共通の地盤を築きやすいのである。また，メーソンらは続けてこうも言っている。

「われわれは，地域や文化，信仰，性的嗜好，職業やその社会的地位などによってもろくも一変し得るステレオタイプ，言葉の意味範囲，言葉の裏に隠された（あまり上品でない）意味，そして種々のシンボルなどに囲まれて生活している。だからあなたにとって印象的なものが，他の人にとっては眉をひそめるものであるかもしれない。また，発信されたメッセージが，純粋な形で受け止められることは滅多にない。それは加工され，またはすっかり変えられ，誤解され，時にはすべて無視されることすらある」[10]

こうしたこともコミュニケーションに関する基礎知識の1つではあるが，ことパブリックスピーチを考える際には，ことさらに重要な意味をもっている。つまりは，聞き手である他の人々は，自分と同じ考えや価値観をもっているこ

とは少なく，むしろ全く正反対の考えや価値観をもっていることもあり得る，ということを当然のこととして心にとめておくべきなのである。

b）エビデンスに基づいた主張

　共通地盤を築くことと関連して，パブリックスピーチを考える際にもう1つ，銘記すべきことがある。それは「聞き手の論理にはまるな」ということである。すなわち聞き手の側がもっているであろう論理に簡単に屈しないよう，話す側としての「一貫した論理」を組み立てておく必要がある。たとえば，マンパワーの不足が問題であることを伝えたいとき，「マンパワー不足はあるけれども，それによる支障が出ないよう自分たちは毎日たいへん努力している」などということを強調すると，「ナースの努力で支障が出ないようにできるならば，それは大いに結構なこと。今後もどうか，その意気込みでやっていただきたい」といった反応を喚起して終わるかもしれない。これはみすみす相手の論理にはまってしまう一例である。

　これは実は看護職の陥りやすい落とし穴の1つである。多くの看護職は日頃，仕事がいくら忙しくとも患者やクライエントにそのツケを負わせてはならないと考え，惜しみなく無償の努力をしている。だがそのことは，どこかで誰かに理解してほしいという切なる気持ちももち合わせている。そのような気持ちが，パブリックスピーチのように公式的に看護ケアの現状を語る場面などで，無意識に表れてしまうのである。その結果，思ってもいない方向にスピーチの論旨を引っ張ることになり，逆効果を招いてしまったりする。

　そうはならないように，先の例ではマンパワー不足というものは解消されてしかるべきだということを，「一貫して」述べなければならない。そのためには，たとえば，ナースコールに対応するのに最大何分間も患者さんを待たせてしまっているとか，インシデントの発生件数が昨年より何倍に増えたなど，根拠事実(エビデンス)に基づいて冷徹に主張することが必要となる。

（4）効果的なスピーチの技術と評価

a）スピーチの技術

　一般に効果的なスピーチの技術とされているものを以下に挙げておこう。①から⑤まではスピーチの形式的な側面，またはスピーチのスタイルといってもよい。これらに関しては，練習を重ねることである程度の水準に達することができる。⑥から⑧はスピーチの内容に関するものである。

　①聞き手の人々とのアイコンタクトをとる

②適当なペースで話す

③適当な声量で話す

④適当な所要時間に収める

⑤適宜，視覚化した資料やフィルムを提示する

⑥内容は筋道立っていること

⑦主張は客観的であること

⑧内容の要点または結論がはっきりしていること

b）スピーチの評価の視点

スピーチがもたらした効果についてデータが得られるときは，それによって以下のような観点から評価すると，徐々に，より効果的なスピーチができるようになるはずである。

・聞き手(聴衆)の気持ちをつかんだだろうか

・発したメッセージは折よい時期にメディアに届いただろうか

・予期しない質問を受けたか，また説明を求められたか

・発したメッセージに対して反対する反応があったか

・意図したことは十分遂げたか

・乏しい資料で盛りだくさんの内容を伝えようとしなかったか

日常よく聞かされる「自分は"話し下手"だ」という自己規定は，決して生まれつきでもなければ，もともと人格に備わったものでもない。p.158の冒頭にも述べたように，それはただ，そういうスキルを磨く機会や意思が乏しかったにすぎない。

論点5：政策に影響を与える諸団体の活動

A　日本看護協会

＊　設立の経緯等は，テキスト第4巻第2章論点3参照

　日本看護協会＊の使命を果たすための基本的な戦略は，社会に対して，看護ができること・やれること，そして実施したことの効果について情報提供をし，看護に関する認識を広めたり，深めたり，あるいは看護に関する問題の解決や課題の達成を図っていく際に，世論形成をするための広報戦略，看護職員が働く場における業務基準やガイドライン等の自主規制を目的にしたものの作成や普及等を主に行う自主規制，さらには災害支援や国際協力などの社会貢献等，いくつか挙げられる。しかし，今，看護の職能団体に課せられている最も重要な戦略は，看護の政策形成とその実現である。

　すべての国民が願う「いつでも安心して健やかに暮らしたい」というニーズに合致するサービスはどのようなものか，看護は何を期待されているのか，そのことが現在の保健・医療・福祉等の社会保障政策の中では，どのように位置づけられているのか，その実態はどうなっているのか，必要なサービスを届けるためには，何が不足なのか，どのようなしくみが必要なのか等を常に考え，国民や働く看護職のニーズに対応するためにさまざまな提案をしていくのが政策形成であり，実現に結びつけるためには，政策決定過程においての活動が重要になる。では，政策形成とその実現のための活動とは具体的にどのようなものであろうか。

（1）問題の抽出と現象の構造化

①情報の集約および分析

　看護を取り巻く状況が日々変化し，それに伴ってさまざまな現象が起きてくる。その際にその現象の原因と要因を分析していかなければならない。その分析の際には，必ずその現象を取り巻く法律やその運用など，国の制度として定められている規則や現象に関連する政府の報告等を整理しておく必要がある。

　たとえば，「働き方改革を推進するための関係法律の整備に関する法律」による時間外労働の上限規制が2019（平成31）年4月1日に施行された。この法律は時間外労働の規制について職種を問わず適用されるので，医師にも適用される。しかし，医師は医師法に基づく応召義務等の特殊性をふまえた対応が必要であることから，施行5年後（2024年4月1日）に適用されることとなって

いる。

　厚生労働省において「医師の働き方改革に関する検討会」(2017年8月〜2019年3月)が設置され，規制の具体的なあり方や労働時間の短縮策等について検討がなされた。その方策としてタスク・シフティング(業務の移管)，タスク・シェアリング(業務の共同化)が挙げられ，これまで医師が行っていた業務で医師でなくても実施可能なものについて，あるいは現行制度で実施が可能か否かあいまいな部分であっても，教育・研修により安全性を担保したうえで，他職種に任せていくことが検討されている。

　医師の労働時間短縮の影響は当然，看護職員に及ぶ。看護職員の数も潤沢とはいいがたい状況で医師から看護職員への**タスク・シフト**が進むと，看護職員の負荷が増えることは予測される。さらに他職種に業務が委譲されるにしても，医療機関内での研修企画・実施は必須であり，研修企画・実施においても看護職の活用は大いに期待される。どのような業務を誰がどのように安全に実施していくのか，医療機関内での検討が必要になる。

　医師不足の議論の中で，医師にしかできない仕事に集中できるようにするため，2007(平成19)年に「医師及び医療関係職と事務職員等との間等での役割

平成19年12月 医政局長通知「医師及び医療関係職と事務職員等との間等での役割分担の推進について」

○　医師，看護師等の医療関係職種が専門性を必要とする業務に専念することにより，効率的な業務運営がなされるよう，医師等でなくても対応可能な業務等について整理し，次の①〜③に掲げる役割分担の具体例を提示。
①　医師，看護師等の医療関係職と事務職員等との役割分担(書類作成等，ベッドメイキング，院内の物品の運搬・補充，患者の検査室等への移送，その他(入院時の案内，食事の配膳等))
②　医師と助産師との役割分担
③　医師と看護師等の医療関係職との役割分担(薬剤の投与量の調節，静脈注射，救急医療等における診療の優先順位の決定，入院中の療養生活に関する対応，患者・家族への説明，採血・検査についての説明，薬剤の管理，医療機器の管理)

平成22年4月 医政局長通知「医療スタッフの協働・連携によるチーム医療の推進について」

○　平成21年8月から「チーム医療の推進に関する検討会」(計11回)を開催し，日本の実情に即した医療スタッフの協働・連携の在り方等について検討を重ね，平成22年3月に報告書「チーム医療の推進について」をとりまとめ。報告書を踏まえ，医師以外の医療スタッフが実施できる業務の内容を次の①〜⑥のとおり整理。
①　薬剤師：薬剤の種類・投与量等の変更，処方の提案，薬学的管理等
②　リハビリテーション関係職種：喀痰等の吸引，日常生活に関するADL訓練(作業療法士)等
③　管理栄養士：一般食の内容の決定，特別治療食の内容の提案，患者に対する栄養指導等
④　臨床工学技士：喀痰等の吸引，動脈留置カテーテルからの採血
⑤　診療放射線技師：画像診断における読影の補助，放射線検査等に関する説明・相談
⑥　その他(医療ソーシャルワーカー，診療情報管理士，医療クラーク)

(厚生労働省：第1回　医師の働き方改革を進めるためのタスク・シフト／シェアの推進に関する検討会　参考資料2，2019年10月23日.)

●図4-4　これまでの役割分担に関する通知

分担の推進について」（医政発第1228001号　平成19年12月28日）の通知が出された（**図4-4**）。医師，看護師等の医療関係職と事務職員等との役割分担の例が挙げられており，書類作成や患者さんの移送等は看護補助者の活用が，さらに医師と看護師等の医療関係職との役割分担では，薬剤投与や外来等でのトリアージは事前指示を有効に活用すること，安静度や清潔ケアに関する療養上の世話については，看護師が判断することが挙げられた。また，採血や検査説明，医療機器管理は，臨床検査技師や臨床工学技士の活用が例示されていた。

②調査・研究活動

問題の抽出の際に重要になるのは客観的なデータである。問題であることを裏づけるデータが必要であるので，あいまいな部分については，調査・研究活動が重要になる。

たとえば，役割分担に関して，2014（平成26）年に報告された日本看護協会の「病院における看護職員需給状況調査」においては，役割分担の中でも薬剤管理に関しての役割分担への期待が大きいことが把握でき，その後の診療報酬改定において薬剤師の病棟での一定時間の従事について評価がなされた。また，厚生労働省の看護職員の業務負担軽減に関する調査においても，薬剤関連の業務や採血実施が他職種に期待されていることがわかる（**図4-5**）。しかし，薬剤のミキシングは約2割，臨床検査技師の採血は1割の施設でしか実施されておらず（**図4-6**），役割分担が進んでいないことがうかがえる。さらに看護補助者の確保困難と教育に関する負担もあり（**図4-7**），役割分担と連携が必要

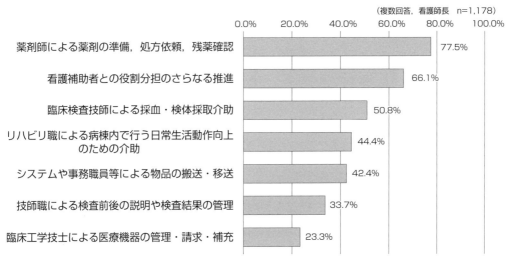

（厚生労働省：第3回　医師の働き方改革を進めるためのタスク・シフティングに関するヒアリング資料，2019年7月26日．）

●**図4-5　今後，看護職員の業務負担軽減のために必要な取り組み**

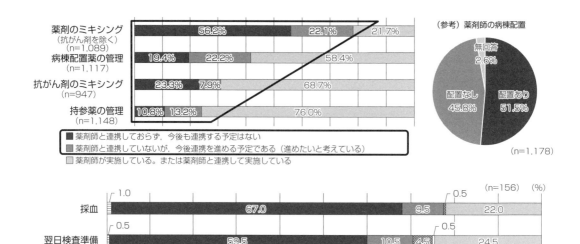

（厚生労働省：第3回　医師の働き方改革を進めるためのタスク・シフティングに関するヒアリング資料，2019年7月26日．）

●図4-6　薬剤師・臨床検査技師との役割分担の状況

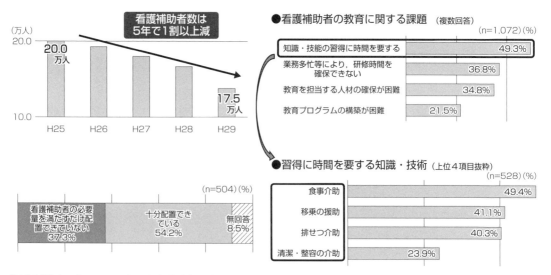

（厚生労働省：第3回　医師の働き方改革を進めるためのタスク・シフティングに関するヒアリング資料，2019年7月26日．）

●図4-7　看護補助者の確保困難と教育の負担

であるといわれているが，現実には進んでいない現状が浮かび上がる。

　なぜ役割分担が進んでいかないのか分析が必要であり，また，分担を進める場合は経営面での分析(薬剤師や臨床検査技師，臨床工学技士等の増員分のコスト)，施設内での研修教育に関するコストの分析(研修時間，企画・検討にか

かる時間，かかわる職種)，実施可能性等のシミュレーションが必要になる。この分析がない限りは，医師の働き方改革でタスク・シェア／シフトが打ち出されても，絵に描いた餅になってしまうことが懸念される。

(2) 課題設定と政策形成

　起きている現象から問題を抽出し，どのような構造になっているかがわかれば，問題を解決するための課題が見えてくる。

　たとえば，看護職員の確保の場合，これまでの調査等で中堅看護職員の離職が現象として起こっている。課題は職員の定着となり，結婚・出産・育児等，女性特有のライフ・サイクルがある中での定着を図るための方策，健康的な夜勤労働のあり方，さらには再就業支援の強化といった課題が見えてくる。

　あるいはタスク・シフトの場合，看護業務に何が追加され，何が他職種へ移行できるかを分析し，実際の業務の流れのシミュレーションをしたうえで安全な実施という課題が上がってくる。その課題達成のために，研修実施体制，緊急対応体制等の構築が求められる。

　このように問題に対応した課題が見えてくる中で，すべての課題が一挙に解決する方策を考え，政策を形成することが一番ではあるが，事はそう簡単には動かない。いくつかの課題の中で一番重要であるもの，あるいは効果的であるもの，または短期的に解決しなければならないものなど，多面的に考えて優先順位を決めておくことが必要になる。したがって，課題が見えてきた後に短期的に取り組むもの，中期的に取り組むもの，長期的に取り組むものを整理して展望を描かなくてはならない。

　そして次にどういった方法で課題を達成するのかを考える必要がある。法律を改正するのか，新たにつくるのか，行政の通知レベルでの解決方法か，あるいは何らかのガイドラインなのか，報酬改定なのかなど，問題の大きさや関係各所への影響，社会のニーズ，世論等々に鑑みて方法を選択する必要がある。

(3) 戦略の立案

　課題達成のための政策が内部で形成できれば，次は，いつ，誰が，どこに，どのように働きかけるのか，実現までの段階的な戦略の立案が必要になる。この戦略を立てる際に重要になるのは，関係者間の利害調整と時期，そしてメディアの活用である。

①関係者間の利害調整
「国民にとって安全で安心，そして質のよいサービスを届けるため」といっ

た政策目標を掲げた提案であったとしても，関係者がすべて賛同することはない。特に看護職員の労働環境整備の場合，増員は病院経営とのバランス，働き方の工夫はこれまでの慣習からの変革について，内部の合意形成はもとより，夜勤手当や休暇のとり方などと併せて検討することが必要になる。

看護政策の場合，さまざまな関係者があることを念頭におく必要がある。教育問題であれば，学校や養成所の経営者，被雇用者である教員，臨地実習病院等の関係者，行政などが挙げられる。

また，雇用や業務の問題であれば，病院経営者団体，看護管理関係団体，関係職種の団体，労働団体などさまざまな背景をもつ関係者が存在する。1つひとつの関係者がどういう意見をもっているか，看護に関する政策を提案した場合，相手にとって困ることは何か，利益は何かを分析し，両方にとって損がないという，いわゆる「落とし所」を見つけておく必要がある。そして説得，交渉の際には，お互いの利害が一致すること，国民にとって有益であることなどを関係者の背景を考えつつ，データを示しながら行っている。関係者を巻き込み，そして協力してもらうためには，利害の調整をしつつ，交渉を繰り返していくことが求められる。

②段階的な計画立案

物事を動かそうとするときには，タイミングを考えなければならない。課題の達成方法に合わせて，法律ならいつの国会で法案を通すのか，診療報酬でとなれば，いつの年度の改定かなどである。いつでも実現できるチャンスがあるわけではなく，特に看護の政策を実現しようとする場合には，医療関係者間での利害が相反することが多くあるので，看護の法律のみで国会に諮ることは非常に難しい。財源が不要な事項に関しては，議員立法や超党派で提案，成立の可能性が高くなるが，財源が必要な政策に関しては内閣提案でかつ，何か大きな事案が動くときがチャンスとなる。

すなわち，社会保障全体が政府の中でどう論議され，何をしようとしているのか動向を把握しつつ，タイミングよく提案することが必要になる。

たとえば介護保険の見直しは3年ごと，医療計画，介護保険事業計画も一定期間で見直しがされているし，診療報酬・介護報酬の同時改定は，6年に1度の頻度で行われる。そのときは医療や介護そのものの制度改正を実施することが可能になるので，看護のことも提案がしやすい。あるいは社会保障に関する行程表なども政府が出しているので，そのような動きを見ながら，いつまでに何を調整し，国会議員や関係省庁に提案するかなどの動きを計画することが必要になる。

③メディアの活用

さまざまな関係者と接触をしつつ，さらに，患者会や国民の声を代表するメディアに対しては，状況に応じて，日本看護協会の考え方や声明等を出したり，または必要な情報を提供したり，取材の依頼や時に勉強会を企画するなどして，問題解決のための認識を共有していけるように働きかけ，後押ししてもらえるように活用していくことも，戦略として必要である。

（4）政策決定過程への参画

前述した（1）〜（3）と同時に，政府の政策決定過程や立法過程における活動が必要である。

①国会議員，関係省庁，関係機関，関連団体等への要望・陳情

看護制度の改善，マンパワーの確保，医療事故防止等，安全で質の高い看護を提供するために予算措置等の必要な事柄について，国会議員をはじめ関係省庁や関係機関，時には関連団体に説明をしながら要望・陳情を行う。総会で決議された事項，あるいは時事問題に関連して看護の立場から発言することが必要な事項について行っている。

②審議会・検討会への参加・発言

何らかの制度を動かそうとするとき，関係省庁は審議会，検討会を設けることが多い。日本看護協会もその検討会に代表委員としての名前を連ねることが多くなっている。審議会や検討会での報告や取りまとめは，看護の政策実現にとって重要な意味をもつ。すなわち，その報告書に看護政策に関する内容が盛り込まれていなければならない。そのためには，審議会や検討会の場で看護の現場の意見を集約しながら，データを使って発言していくことが重要になる。各検討会の意義，目的等を認識したうえで，看護の立場から何を成果とするかを見据え，会議で何を発言するか１回ごとに戦略を練っている。

③立法過程への参画

法律が制定されるまでには，**図4-1**(p.143参照)のようにさまざまな審議機関を経る。その立法過程にいかに参画していくかが職能団体の役割として求められている。成立するまでには，関連団体の合意を得ることや，誰がどのような立場でどのような意見をもっているか，その影響はどうなのかの状況分析，そして反対派から賛成派に回ってもらうための陳情・交渉・説得などが繰り返される。

2001（平成13）年12月，第153回国会で保健婦助産婦看護婦法の一部改正(保健師助産師看護師法；いわゆる名称改正)が成立したが，この国会では，日本

看護協会の代表が参考人招致で意見陳述を行った。さらに，2009（平成21）年7月第171回の通常国会で「保健師助産師看護師法及び看護師等の人材確保の促進に関する法律の一部を改正する法律案」が可決し，その際には，政権与党内にプロジェクト・チームを立ち上げてもらい，与党のみならず野党の関係者にも陳情・要望・説得・交渉を繰り返し行った。国会での審議は当然，国民生活に影響が大きい法案から審議される。それが各省庁から多くの法案が提出されている場合，今国会会期中に看護に関する法案が審議されるかどうかは，各政党から出されている国会対策委員長らの審議で決定される。そのため，常時，与野党のさまざまな部会で行われている勉強会や研究会，委員会などに出席をし，看護が抱えるさまざまな問題の提起，日本看護協会の考え方などを説明し，国会議員に看護政策の理解を得るための活動を行っている。そういった活動を繰り返すことで，看護を応援する議員を増やしていくのである。

　④政策研究

　実現したい看護制度について，さまざまな要望・陳情を行うとき，必ずその根拠となる現象や状況を提示することが必要になる。そのためには調査・研究活動は欠かせない。近年，夜間勤務の実態調査や新型コロナウイルス感染症対応に関する実態調査あるいは労働と看護の質向上のためのデータベース（DiNQL®）から得たデータを使って，看護の提供の場において何が問題なのかを明らかにし，解決の糸口を模索し，何を政策課題として掲げていくかを検討することは，政策実現への活動の1つである。医療費削減の政策誘導が行われている現在，EBN（Evidence-Based Nursing）の検証や看護の経済的評価に関することなど研究が急がれる。

（5）検証・評価

　看護サービスに関するしくみが変わったり，新たな事業に関する予算の獲得であったり，看護の政策にはさまざまな形があるが，実現できれば当然，検証や評価は必要である。診療報酬や介護報酬に看護サービスの評価が位置づけられたのであれば，改定の後にどのような影響があるのか，不都合がないか，届け出が広がっているのかなどを検証し，次の提案へとつなげていくことが必要になる。あるいは新人の臨床研修であれば，努力義務化されたが，補助金の使い方や臨床現場での問題点などについて各種調査やヒアリングなどを重ねて，改善への提案が必要になる。

　このように，常に問題点を明確にしていくための情報収集，研究・調査，問題の構造化，課題設定，戦略等，政策実現への活動は日々繰り返し行われる。

B 日本学術会議における看護学分野の活動

(1) 日本学術会議の設立理念と目的, 役割

日本学術会議は「わが国の科学者の内外に対する代表機関として, 科学の向上発達を図り, 行政, 産業及び国民生活に科学を反映浸透させること」を目的に, 日本学術会議法(1948〈昭和 23〉年 7 月 10 日公布)に基づき, 1949 (昭和24)年 1 月設置された機関である。日本学術会議は内閣総理大臣の所轄とされるが(同法 1 条 2 項), その一方で, 日本学術会議は独立して科学に関する重要事項を審議し, その実現を図り, 科学に関する研究の連絡を図り, その能率を向上させることとされ(同法 3 条), また, 日本政府からの諮問に回答し(同法4 条), 日本政府に対して上記目的の遂行に適当な事項につき勧告を行う(同法5 条)とされている。

日本学術会議はわが国の人文・社会科学, 生命科学, 理学・工学の全分野の約 87 万人の科学者を内外に代表する機関として, 210 人の会員と約 2000 人の連携会員によって職務が担われている。会員・連携会員は「科学が文化国家の基礎であるという確信に立つて, 科学者の総意の下に, わが国の平和的復興, 人類社会の福祉に貢献し, 世界の学界と提携して学術の進歩に寄与することを使命とする」という設立理念(同法前文)ならびに「日本学術会議憲章」, 科学者の道徳的・倫理的行動規範を示した「科学者の行動規範」に基づき, 学術および社会の発展に寄与している。日本学術会議の役割は, 主に①政府・社会に対する提言, ②市民社会との対話を通じて科学への理解を深める, ③地域社会の学術振興や学協会の機能強化への貢献, ④国際学術交流の推進, の 4 つである。

日本学術会議には, 総会, 役員(会長と 3 人の副会長), 幹事会を基軸に, 3つの部(第 1 部：人文・社会科学, 第 2 部：生命科学, 第 3 部：理学・工学),4 つの機能別委員会(常置), 30 の学術分野別の委員会(常置), 課題別委員会(臨時), 地区会議, 若手アカデミーが置かれ, 有機的な連携による活動が行われている。看護学分野の会員ならびに連携会員は, 25 期ではそれぞれ 3 人, 19人であり, 第 2 部の健康・生活科学委員会のもとにある看護学分科会に属して活動を行っている。

(2) 日本学術会議における看護学分野の活動

看護学分科会の活動は大きく 2 つに集約される。1 つは, 看護学を基盤に科学の発展ならびに社会への貢献に向けて見識のある見解や提案を発信する(科学的助言)ことである。もう 1 つは, 看護学を基盤とした大規模な研究計画の

提案を行うことにより，日本の学術の発展へのロードマップを示すことである。

これまでに看護学分科会が発出してきた見解や提案等は，**表4-2**に示すとおりである。

提言は主として，看護職の役割拡大や専門性の深化・発展，看護学体系の新たな発展に向けたものである。これらの審議過程では，社会的課題としての重要性，課題に対する中長期的で俯瞰的な展望を見定めつつ，科学の立場から見識のある提案や見解を示すことが求められる。そのため，審議過程において，看護学分野のみならず，生命科学，人文・社会科学，理学・工学などの会員・連携会員を含めた意見交換，査読など，分野横断的な議論を重ねることが必須である。

このような活動のほか，看護学分野の会員・連携会員は，部や学術分野別委員会を超えて，多様な委員会，分科会において活動を行っている。筆者は「第2部大規模感染症予防・制圧体制検討分科会」「第2部生命科学ジェンダー・ダイバーシティ分科会」「学協会連携分科会」などに参加し，喫緊の社会的課題について分野横断的な意見交換を行っている。政策立案過程にある課題に対し，時機に応じた提言を発出するために，必要に応じ，提言の発出先である省庁の政策立案部門と意見交換を行い，公共政策や制度設計に関する社会の選択に寄与することも求められる。

看護学を基盤とした大規模な研究計画（マスタープラン）の提案は，第24期学術会議において，看護学分科会の親委員会である健康・生活科学委員会が取りまとめ，日本の学術の発展へ向け，文部科学省に対し，ロードマップとして提出した。マスタープランは日本学術会議が3年ごとに発表するもので，各学術分野において学術的意義の高い大型研究計画を体系化し，まとめたものである。

マスタープランとして採択された大型研究計画は，文部科学省をはじめとする科学政策にかかる省庁や社会に向けたロードマップにチャレンジすることができる。ロードマップは文部科学省の科学技術・学術審議会において選定され（全体で5〜10件），関連施策を推進するうえで十分考慮すべき資料として実効性をもって策定される。重点大型研究としてロードマップに示された研究計画は，文部科学省の大規模学術フロンティア促進事業等に展開することができる。看護学分科会のメンバーが中心となり健康・生活科学委員会より提案した大型研究計画は「Society 5.0の核となるケア・イノベーションの研究基盤ネットワーク拠点」であり，マスタープラン2020の大型研究計画に採択され，文部科学省のロードマップに提案するに至った。25期はマスタープランに代わり，「未来の学術振興構想（2023年版）」を策定し，看護学は他の学問分野との

連携のもとに，わが国の学術の発展に寄与することが期待されている。

　このような学術会議の活動は，広く学協会や社会との間において双方向のコミュニケーションを図りつつ進めなければならない。看護学分科会は日本看護系学会協議会と連携・協働を進めており，会員学会への学術会議ニュースレターの配信，シンポジウム共催や会員・連携会員候補者の推薦など，多面的な活動を継続的に行っている。

（3）科学アカデミーとしての科学的助言の検証・評価

　学術分野から発した科学的助言に対しては，その有用性や意義についての評価が求められる。日本学術会議では，科学的助言の検証や評価の強化に向けたシステムづくりが進められている。「日本学術会議のより良い役割発揮に向けて」（2021年4月22日）において「科学的助言機能の強化」「対話を通じた情報発信力の強化」が重点課題として示され，日本における科学アカデミーとして，科学的助言における課題の選定，審議と執筆，査読，発出に至る過程における検証，政府ならびに広く社会や国民との対話を通じて課題の選定および提言の妥当性を高めるための試みの強化が進められる。このように社会に開かれ，信頼される科学アカデミーとして，活動の自主的な見直しと改革は必須と考える。

（4）日本学術会議において看護学が果たす役割・意義

　世界規模の危機が続く中，社会の課題は，複雑で複合化しており，科学アカデミーからの社会に対する科学的助言の重みはますます大きいものとなって

●表4-2　看護学分科会に関連した見解や提案等

提言・報告
看護職の役割拡大が安全と安心の医療を支える　2008（平成20）年
高度実践看護師制度の確立に向けて―グローバルスタンダードからの提言―　2011（平成23）年
ケアの時代を先導する 若手看護学研究者の育成　2014（平成26）年
「地元創成」の実現に向けた看護学と社会との協働の推進　2020（令和2）年
ケアサイエンスの基盤形成と未来社会の創造＊　2020（令和2）年
持続可能な社会に貢献する看護デジタルトランスフォーメーション　2023（令和5）年
with/after コロナ時代の地元創成看護学の実装　2023（令和5）年

文部科学省委託による事業
大学教育の分野別質保証のための教育課程編成上の参照基準 看護学分野　2017（平成29）年

見解・意見
「安全保障と学術に関する検討委員会」に対する意見表明　2016（平成28）年
これからの社会におけるケアサイエンスの構築をめざして（『学術の動向』に掲載）　2017（平成29）年
地方創生時代の看護系大学のチャレンジ（『学術の動向』に掲載）　2018（平成30）年

＊ケアサイエンス分科会より発出

いる。ことに新型コロナウイルス感染症対策に対しては，学術分野横断的な審議により見識のある提案や見解が求められる。定説や既存のシステムが機能しない課題に対し，現場でその課題に直接働きかける実践的な学問分野が，解決の糸口や新たな視点を見出す重要な役割を有する。

　日本学術会議において看護学分科会は，社会の水面下で苦悩している人々の声をすくい上げ，講じられている対策やシステムが当事者の現状やニーズと乖離やひずみをもたらしていないか，ケアの観点から見直す大切な役割を担っている。直面している課題の核心を提示することで，関連する学術分野がより現実的，効果的に連携・協働できる提案や見解を出すことにつながる。看護学分野の会員・連携会員は，医学や薬学など他の医療系の学問分野に比して少数ではあるが，1人ひとりの役割は大きいといえる。

C　看護系学会等社会保険連合

（1）設立の経緯と目的

　看護職の多くは公的保険のしくみの中で仕事をしている。公的保険には医療保険と介護保険があり，医療保険には診療報酬として，介護保険には介護報酬として，看護の対価が金額で評価されている。それぞれの特徴を表4-3にまとめた。

　看護系学会等社会保険連合(以下，看保連)は，これらの保険システムのもとに役割を果たしている多くの看護師が，そのしくみについて意見を述べるためのルートをつくるために，2005 (平成17)年7月に設立された。2012 (平成24)年4月には一般社団法人となり定款を定め，活動の目的を「科学的・学術的根拠に基づいて，看護の立場からわが国の社会保険の在り方を提言し，診療報酬体系等の評価・充実・適正化を促進することにより，国民の健康の向上に寄与すること」（定款第3条）としている。看保連には2023 (令和5)年度現在，58の看護系学会および団体が加盟している。

●表4-3　診療報酬・介護報酬の特徴

	診療報酬	介護報酬
担当部局	厚生労働省保険局医療課	厚生労働省老健局老人保健課
改定にかかわる会議体	中央社会保険医療協議会(中央社会保険医療協議会総会) 診療報酬調査専門組織(医療技術評価分科会)	社会保障審議会(介護給付費分科会)
改定頻度	2年ごと	3年ごと
提出書類	医療技術評価提案書・要望書	要望書

（2）組織と活動

　看保連の組織には，社員総会，理事会があり，理事会のもとに，看護技術検討委員会，診療報酬および介護報酬体系のあり方に関する検討委員会がある。看保連の運営に係る費用は，加盟学会，団体の拠出金によりまかなうこととなっている。

　看保連は次の事業を行う（定款第4条）。

　　①診療報酬改定に向けた医療技術評価提案書・要望書の提出
　　②介護報酬改定に向けた要望書の提出
　　③診療報酬・介護報酬の体系化における学術的根拠となる研究の推進
　　④関連団体との協力と連携
　　⑤その他，本法人の目的を達成するために必要な事業

　看護技術検討委員会は，中央社会保険医療協議会（以下，中医協）診療報酬調査専門組織・医療技術評価分科会に提出する「医療技術の評価・再評価に係る提案書」の対象とする技術について，加盟学会・団体相互の調整を図り，根拠となるデータの構築，提案書の提出に係る責務を有する。診療報酬および介護報酬体系のあり方に関する検討委員会は，加盟学会・団体の診療報酬・介護報酬体系に関する意見を聴取し改正要望を取りまとめ，厚生労働省保険局，もしくは老健局に提出する。また，加盟学会・団体の申請に基づいて，診療報酬・介護報酬改定の根拠となる研究を推進するための研究助成を行っている。

（3）報酬改定の実際

　診療報酬および介護報酬の改定は，それぞれ厚生労働省で開催される会議の流れに沿って行われる。その動きに併せた看保連の活動を表4-4，表4-5に示す（表4-4，表4-5は看保連の Web サイト*から引用した）。いくつかの段階を経て吟味を重ね，提案事項が採択されるかどうかが決定する。

＊ https://www.
kanhoren.jp/

　提案する内容は，すでに点数表等に掲載されている内容の修正を要望する場合は「既収載」，新しい項目を提案する場合は「未収載」として提出することができる。医療技術でない項目については，要望書として提出することもできる。

　看保連では，加盟学会および団体からの提案を受け付け，内容を皆で吟味しながら，担当部局に提出する書類として整え，厚生労働省での正式な議論の場に載せることを支援している。また，報酬改定の動向について情報収集し，それを加盟学会・団体に提供することも行っている。具体的にどのように要望を提出しているのかは，Web サイトで確認してほしい。

●表4-4　診療報酬改定に向けた看保連の動き

		看保連の活動計画(診療報酬)	中医協の予定(令和 2 年度改定を参考)
改定前々年度	6〜8月	加盟学会・団体向けの意向調査の実施 （次期改定に向けた要望の有無，内容について）	
	10月	診療報酬あり方委員会開催 （スケジュール確認，意向調査結果説明）	
	2月	看護技術検討委員会開催 （基本方針報告，分科会報告，提案書様式発表）	
		診療報酬あり方委員会開催 （基本方針報告，要望内容説明）	
改定前年度	4月	加盟学会・団体⇒看保連事務局へ最終書類の提出	中医協　第 1 ラウンドの議論
	6月	厚生労働省へ医療技術評価提案書を提出	
	7月	厚生労働省へ要望書を提出	
	8月	医療技術評価提案書　学会向けヒアリング	
	9月	事務局対応 （中医協傍聴，資料請求対応などを継続）	中医協　第 2 ラウンドの議論 （個別改定項目の議論）
	11月		医療技術評価分科会とりまとめ
	12月		改定率の発表
	1月	パブリックコメント公募のご案内を配信	厚生労働大臣が中医協の諮問 パブコメ募集　公聴会の開催
	2月		個別改定項目の概要公表 中医協が厚生労働大臣に答申 （新点数確定）
	3月	改定説明会への参加（事務局） 看護技術検討委員会開催 （ヒアリング報告，改定結果説明）	告示
改定年度	4月	施行（診療報酬改定）	
	6〜8月	加盟学会・団体向けの意向調査の実施 （次期改定に向けた要望の有無，内容について）	

（看護系学会等社会保険連合 Web サイト：報酬・制度　診療報酬改定.）

●表4-5　介護報酬改定に向けた看保連の動き

		看保連の活動計画(介護報酬改定)
改定前々年度	6〜8月	加盟学会・団体向けの意向調査の実施 （次期改定に向けた要望の有無，内容について）
	10月	介護報酬あり方委員会開催 （スケジュール確認，意向調査結果説明）
	2〜3月	介護報酬あり方委員会開催 （要望内容の検討）
改定前年度	4月	加盟学会・団体⇒看保連事務局へ要望書原稿の提出
	6〜7月	厚生労働省へ要望書を提出
	9月	事務局対応 （介護保険部会等傍聴，資料請求対応などを継続）
	3月	改定説明会への参加（事務局）
改定年度	4月	施行（介護報酬改定）

（看護系学会等社会保険連合 Web サイト：報酬・制度　介護報酬改定.）

（4）今後の課題

　私たちが直面している少子高齢多死社会では，多様な人々が生活に困ることなく，できるだけ幸せに(少なくとも不幸ではなく)暮らしていくための社会保障制度のあり方が問われている。医療費や介護費が今後上がり続けることは自明であるが，看護職はそれをただ見過ごすのではなく，診療報酬および介護報酬のあり方に積極的にかかわることで，質の高い医療・介護をより安価に提供するための知恵を出し，その価値が社会に評価されることを目指す必要がある。看保連はその活動を支援する役割をもつのである。

　看護は病気を予防すること，患者の自立を促すことに重きをおき，わが国の健康問題に向き合うことが今後の課題である。そのために看護職は診療報酬・介護報酬のしくみをよく知り，研究を通して看護の質改善にかかわり続けることが必要である。また，関連団体である外科系学会社会保険委員会連合(外保連)と内科系学会社会保険連合(内保連)とも連携し，協働体制を強化していくことも重要である。

Ｄ　日本看護系学会協議会

（1）日本看護系学会協議会の目的

＊ Japan Association of Nursing Academies

　日本看護系学会協議会(以下，JANA＊)の目的は「看護学の学術的発展をめざす看護系学会の相互交流と連携をはかり，看護学研究の成果を社会に還元する学会活動を支援し，また看護学学術団体の立場から，人々の健康と生活の質の向上のため国や社会に向かって必要な提言を行う」ことである。2023 (令和5)年 11 月現在，日本の看護界を代表する学術学会として49学会が JANA の会員となり＊＊，学会相互に連携・協働し，活発な学術活動を推進している。

＊＊ 最新の名簿は日本看護系学会協議会のWebサイト参照 https://www.jana-office.com/about/member.html

　JANA の意義は，その設立経緯を知ることでよくわかる。1980 年代後半より，日本学術会議において看護学研究連絡委員会の発足を目指し，長きにわたり，日本看護科学学会など看護系学会が連携・協力を推進した。その努力が実り，2000 (平成 12)年，第 18 期日本学術会議において看護学研究連絡委員会が認められた。これを機に，会員学会相互の連携と協力によって看護学研究連絡委員会の活動を支援し，看護学研究の学術的発展に寄与することを目指し，2001 (平成 13)年 9 月に JANA が発足した。このときの会員学会は 23 学会であった。現在，JANA の活動は，看護学の学術的発展のみならず，人々の健康と生活の質の向上に向けた貢献に広がっている。

（2）日本看護系学会協議会の活動

　少子高齢社会・人口減少社会の進展，自然環境や社会環境の激変，大規模感染症など危機的な事態を迎えている今日，看護学の使命はますます大きなものになっている。今後，多様性や複雑性を包含する健康課題の解決を目指し，看護学のさらなる発展・深化が求められる。そのために JANA では，**表4-6** に示す事業を展開している。

　「社員相互の情報交換」や「日本学術会議および国内外の学術組織との交流・相互協力」は，JANA の中核事業として不可欠である。現在，新型コロナウイルス感染症拡大による社会の危機的な事態に対し，会員学会との連携・協働のもと，緊急対応課題に対する意見交換，広く看護学専門分野からの知見の集積・発信を進めている。さらには，社会的課題により効果的に対応すべく医療系学会協会が組織的に連携・協働するための「医療系学会協議会（仮称）」を設立〈2020（令和2）年11月〉し，より強力な組織的活動を開始している。

　JANA と日本学術会議の連携・協働については，先に述べた JANA の設立の経緯からわかるように，日本学術会議との強固な連携を図りながら看護学の専門性の確立を目指した活動を推進している。近年で特筆すべき活動は，日本学術会議による「学術の大型研究計画に関するマスタープラン」（マスタープラン）の提出に，日本学術会議看護学分科会と JANA が連携・協働し，参画したことが挙げられる。

　マスタープランは学術的意義の高い大型研究計画を網羅し，体系化することにより，学術の発展に寄与するとともに，学術の方向性に重要な役割を果たすわが国の大型研究計画のあり方について，一定の指針を与えることを目的としてきた。日本学術会議の看護学分科会との連携のもと，JANA において会員学会の意見が集約〈2019（平成31）年3月 説明・意見交換会，同12月 シンポジウム〉され，他の関連領域の分科会等との連携を経て，第24期の「マスタープラン

●表4-6　日本看護系学会協議会の主な事業

1．社員相互の情報交換：ニュースレター発行，ホームページ管理，シンポジウム　など
2．日本学術会議および国内外の学術組織との交流・相互協力：医療安全推進，災害看護の学会連携，医学会連合・歯科医学会連合・薬学会との連携
3．看護系の学会活動の支援：公的研究費拡大推進，APN 実践推進プロジェクト，利益相反（COI）検討，学会誌の質向上に向けた倫理推進　など
4．国や社会に向けての必要な提言（表4-7参照）
5．本法人の目的達成に必要な事業：看護学研究の環境改善・整備，学会横断的なしくみの構築 など

2020」の提案，学術大型研究としての採択に至ったことは大きな成果であり，看護学の発展に向けたマイルストーンになるものであった。第25期はマスタープランに代わり，「未来の学術振興構想（2023年版）」が策定され，看護学の寄与が期待されている。

「看護系の学会活動の支援」については，多様な事業を展開している。看護ケアガイドライン開発，高度実践看護，公的研究費拡大推進，学会誌の質向上に向けた倫理推進，利益相反（COI）検討など，看護学分野の共通課題について情報交換や協議を進めており，社会への成果の還元に結び付く活動を展開している。いずれの事業も看護系学会のみならず，他の学問領域との連携・協働を図る中で，よりダイナミックな成果へとつなげたいと考えている。そのために，2023年6月の総会において，必要な事業を円滑に運営・推進するための委員会が設置された。

国や社会に向けての必要な提言ならびに受託事業については**表4-7**にまとめた。看護系学会の目的は，看護学の発展のみならず，それらを通じて，人々の健康や生活の質の向上に貢献することにある。そのため，看護学の立場から，国や社会に向けて積極的に提言等の発出や学協会よりの委託による事業を推進している。

看護は人の生命・暮らしと尊厳および自由を尊重し，健やかさや安寧を希求する。明文化はされていないが，このような理念がJANAの活動の核となっていると考える。提言等の発出に際しては，課題に対する会員学会からの意見

●表4-7　日本看護系学会協議会の主な事業

2011年5月	提言「高度実践看護師としての特定看護師（仮称）の能力」
2012年6月	「看護師特定能力認証にかかわるカリキュラムの考え方（案）」に関する要望書
2017年3月	「科学研究費助成事業（科研費）審査システム改革2018」に関する意見提出
2017年7月	日本学術会議「軍事的安全保障研究に関する声明」を受けて—日本看護系学会協議会の見解—
2020年5月	緊急提言「医療ならびに地域ケアシステムの崩壊を防ぎ，人々の命と尊厳を守るために」
2020年10月	日本学術会議会員任命に関する声明
2020年11月	政府による日本学術会議第25期新規会員任命見送りによる学術の独立性毀損に関する「医療系4学協議会による共同声明」
2020年12月	令和2年度科学研究費助成事業に関する要望書（日本看護系大学協議会，日本看護系学会協議会合同）
	新型コロナウイルス感染症拡大状況下において，看護職の皆様への応援メッセージ（日本看護系大学協議会，日本看護系学会協議会合同）
	新型コロナウイルス感染症拡大状況下において，国民の皆様へメッセージ（日本看護系大学協議会，日本看護系学会協議会合同）
2022年1月	日本看護系学会協議会受託事業「看護職のメンタルヘルスWEB相談事業」（日本看護協会よりの委託）
2022年3月	「ロシアによるウクライナへの軍事侵攻に対する声明」

を集約しつつ，このような理念を基軸に，JANA として意義のある見解を社会に向けて提案することが重要と考える。

（3）今後の課題

　今後の活動の継続には，安定した強固な組織づくりが必須である。会員学会からの大切な会費(年8万円)が原資となる予算を，より効果的，効率的に執行できるよう，理事会を中心に JANA のガバナンスをいっそう高めていくための努力を行っている。一方で，活動の拡大に向けた財政改革を検討する必要がある。健康課題はグローバル化しており，今後，海外の学協会との連携・協働強化が求められる。社会の健康危機に対応しつつ，新たな未来を見据えながら，さらに社会のニーズに応え，未来を拓く組織として発展していかなければならない。

E　日本看護系大学協議会

（1）設立の経緯と目的

＊ Japan Association of Nursing Programs in Universities

　日本看護系大学協議会(以下，JANPU＊)は，1975 (昭和50)年に看護学の学士課程をもつ6校の大学教員有志によって発足した。その後，看護系大学は，11校の時代が10年余り続いたが，1990年代に入って急速に看護学教育の大学化が加速し，設立から48年を経た2023 (令和5)年6月時点で，会員校数は299教育課程＊＊となった。また，修士課程を有する大学は210校，博士課程を有する大学は115校で，専門看護師／JANPU ナースプラクティショナーの教育課程を含む大学は，107校である。

＊＊ 日本看護系大学協議会は"会員校数"として示しているが，看護学教育課程数をカウントしている。また，この数には，2つの省庁大学校を含む。なお，文部科学省発表の看護系大学数(2023年度)は，283校となっている(省庁大学校2校は含まれていない)。

　2010 (平成22)年6月に一般社団法人となり，より社会的な責任を担う団体となった。目的は，「看護学高等教育機関相互の連携と協力によって，看護学教育の充実・発展及び学術研究の水準の向上を図り，もって人々の健康と福祉へ貢献すること」としている。この目的を達成するための事業として，「1. 看護学教育に関する調査研究，2. 看護学教育の質保証・向上，3. 高度実践看護師教育課程の推進，4. 看護学教育に関する政策提言，5. 看護学の社会への啓発活動，6. 看護学関連諸団体並びに国内外の諸機関との相互連携及び協力，7. その他本法人の目的を達成するために必要な事業」を規定している。

（2）取り組んでいる活動

　　①看護学教育の質保証・向上

看護学教育の質の保証は，JANPU が 20 年近くにわたって取り組んできたテーマで，①分野別質保証を担う看護学教育評価の制度化，②コアコンピテンシーを基盤とした教育カリキュラムの普及，③看護系大学における教育課程の自主的構築を可能にする制度改革の 3 つの観点から取り組んできた。

大学教育の質保証のため，機関別評価，法人評価などがすでに行われているが，2002（平成 14）年に看護系分野の分野別評価に向けた取り組みを開始し，「看護系大学の学士課程・大学院の教育の質を高い水準で保証するために，具体的な評価内容と評価方法・評価組織の構築について検討する」ことを目的に活動を展開してきた。2018（平成 30）年 10 月に JANPU が原資を拠出し，一般財団法人日本看護学教育評価機構（JABNE＊）の設立に至り，2020（令和 2）年から評価事業が開始された。

また，2017（平成 29）年 9 月に日本学術会議が「大学教育の分野別質保証のための教育課程編成上の参照基準看護学分野」を，10 月には文部科学省が「看護学教育モデル・コア・カリキュラム」を公表した。2018 年 6 月には「看護学士課程教育におけるコアコンピテンシーと卒業時到達目標」（JANPU）が，2020 年 3 月には「看護学実習ガイドライン」（文部科学省）が公表された。これらを参照して，ポリシーやコンピテンシーに基づくカリキュラム構築や，そのいっそうの充実を図るよう支援している。

教員の確保ならびに資質向上への取り組みもまた，質の保証の点で重要である。教員の教育力の向上，研究者の育成，大学マネジメント人材の育成に力を入れている。

②看護系大学をつなぐ活動，看護学教育に関する情報発信

コロナ禍を契機に加速された Society 5.0 を見据え，新たな看護学教育，実習・シミュレーション教育等について協議し，看護学教育におけるデジタル化への課題の整理・DX（Digital Transformation）時代の看護学教育枠組み案の作成等を行っている。

次に，看護学実習前の学生の知識と技術習得水準を評価するために，看護学共用試験を検討し，コンピュータを利用した多肢選択筆記試験（Computer Based Testing：CBT）の試行事業を実施した。客観的臨床能力試験（Objective Structured Clinical Examination：OSCE）についても検討を開始した。

また，看護系大学に関する実態調査を毎年実施しており，2018 年度からは，日本私立看護系大学協会との合同事業による調査結果＊＊からデータベースを作成し，より信頼性の高い情報を提供しており，政策提言に資する貴重なデータベースとなっている。

＊＊ 本調査は，日本看護系大学協議会と日本私立看護系大学協会が協働実施したもので，2022 年度は 97.0 ％（288 校）が回答している。

③看護学教育に関する政策提言および他団体との連携

国内では関係省庁，関係団体への声明や要望書，意見書等の発出，委員会・検討会委員としての参画を通して政策への提言を行っている。2023（令和5）年9月には，看護学生の参加型臨地実習を可能とするAIを用いた看護実践能力評価基準に基づく試験問題作成・評価システムの構築への支援，保健師助産師看護師国家試験におけるコンピュータの活用に向けた法改正等の整備およびナース・プラクティショナー制度の創設に関する検討の開始を求める要望書を自民党看護問題小委員会へ発出した。

国際的な連携団体として，EAFONS（East Asian Forum of Nursing Scholars）のメンバーとなっており，看護系大学における国際的な研究活動を推進・支援している。2023年3月には，東京大学大学院の池田真理教授を大会長として日本で開催され，2024（令和6）年3月には香港で開催された。

④高度実践看護師教育課程の推進

JANPUは1998（平成10）年に大学院における専門看護師教育課程を開始した。2015（平成27）年には，専門看護師とJANPUナースプラクティショナーの2つの教育課程を含む高度実践看護師教育課程に再構築された。現在では，専門看護師教育課程は14専門分野，327教育課程が，また，JANPUナースプラクティショナー教育課程は6校の教育課程が認定されている*。

ナースプラクティショナーの定義と役割，教育，資格認定のあり方等，他団体の取り組みもあり，制度として整理していくことに取り組んでいる。

＊ 個人の資格認定は，専門看護師については日本看護協会が，JANPUナースプラクティショナーについてはJANPUが行っている。

【引用文献】
1）参議院：参議院のあらまし＜https://www.sangiin.go.jp/japanese/aramashi/houritu.html＞.
2）羽山由美子，小谷野康子：看護職の政治活動，看護，51（6），1999，p.42-47.
3）衆議院：各種手続＜http://www.shugiin.go.jp/internet/itdb_annai.nsf/html/statics/tetuzuki/seigan.htm＞.
4）久常節子：看護職の医療・看護政策に対する意識に関する研究，平成13年度看護政策立案のための基盤整備推進事業報告書，日本看護協会，2002.
5）Schwirian, P. M.：Professionalization of Nursing：Current Issues and Trends, 3rd ed, Lippincott, 1998, p.286.
6）e-Gov：パブリック・コメント制度について＜https://public-comment.e-gov.go.jp/contents/about-public-comment/＞.
7）D. K. バーロ著，布留武郎・阿久津喜弘訳：コミュニケーション・プロセス，協同出版，1972，p.22.
8）原岡一馬・若林満編著：組織コミュニケーション，福村出版，1993，p.105.
9）Mason, D. J., Talbott, S. W., and Leavitt, J. K.：Policy and Politics for Nurses, Action and Change in the Workplace, Government, Organizations and Community, Saunders, 1993, p.189.
10）前掲書9），p.190.

討論：看護管理者の政策決定過程への関与と責務

　本章では，看護ケアの提供を左右するミクロ・マクロなシステムの改善・変革をもたらす看護政策がどのように決定されるかを論じ，その政策決定過程に影響を与える活動や看護関連の諸団体を紹介した。これにより，看護政策決定過程の全体像をとらえることができただろう。しかし，全体像をとらえただけでは，ひとごとで終わってしまう。

　それぞれの看護政策は，日々の看護ケア提供を左右しているはずであるのに，われわれからは遠く離れたところで決定されているように感じる。しかし，法令や制度として中央で議論される政策の課題は，われわれと関係のないところで生まれているわけではない。また，議論の方向性に対しても，実践現場の意見を反映させられないわけではない。ひとごととせず，いかに日常に重ね合わせて，自分たちの問題として考えられるかが大切であろう。

　日本看護協会は，看護管理者を「看護の対象者のニーズと看護職の知識・技術が合致するよう計画し，財政的・物質的・人的資源を組織化し，目標に向けて看護職を導き，目標の達成度を評価することを役割とする者の総称をいう」と定義している[1]。また，看護管理者は「看護の質を保証する上で重要な役割を担う」とも述べている[2]。看護管理者は，組織の中で任された部署を管理・統轄し，そこで提供される看護ケアの質を保証し，目標達成に向けて日々奮闘している。それはもちろん看護管理者の社会的責任の中に含まれてくる活動である。だが，それだけで十分なのだろうか。

　日本看護協会の「看護職の倫理綱領」第15条には，「看護職は，専門職組織に所属し，看護の質を高めるための活動に参画し，よりよい社会づくりに貢献する」[3]と書かれている。これは，看護者の活動には職責を担っている職場組織を越えたものが期待されていることが示唆されている。また，看護の質を高めることは，個々の看護者の知識やスキル，あるいは1つの組織の中での活動にのみ依拠するのではないことも示されている。看護者に期待されるのは，組織を越えたより大きな社会への貢献であり，看護管理者には1人の看護者として社会に貢献するとともに，1人ひとりの看護者が組織を越え，より大きな社会への貢献を果たすという目標に向かうことができるよう導く役割もある。しかし，これはあくまでも倫理的に，したがって個々の看護者が自らの内なる価値観に従って自発的に選択する行動として，ということである点も忘れてはならない。

　看護政策をひとごととせず，よりよい看護ケアの提供につながるシステムの改善・変化をもたらすものとするために，看護政策の決定過程に看護管理者として関与していく具体的な行動について議論してみよう。

①日々の実践で直面している問題を，政策課題へと導いていくために必要なことは何か。個人として，集団として，あるいは，専門職能組織として，どのような行動・活動が必要だろうか。

②看護管理者として，現行の看護制度の何を，どのように変えることを提案するか。

③その制度が変わることで，実践現場にどのような変化がもたらされるか。

【引用文献】
1）日本看護協会：看護にかかわる主要な用語の解説，日本看護協会，2007，p.38.
2）日本看護協会：2025年に向けた看護の挑戦　看護の将来ビジョン，日本看護協会，2015，p.24.
3）日本看護協会：看護職の倫理綱領，2021.

付表：文献の示し方

原稿・論文等を執筆する際，本文中に引用した文献（引用文献）や，執筆の参考にした文献（参考文献）について正しく示す必要があります．以下の表（表記例）を参考にしてください．

1．投稿規程等がある場合（投稿規程・原稿執筆要領に従う）

■一般社団法人日本看護管理学会誌の例

「論文投稿」　https://janap.jp/journal/submission/

以下，「原稿執筆要領」から「6の(2)文献リスト欄の記載方法」を抜粋して紹介：

①文献リストは，著者名(姓)のアルファベット順に列記する．ただし，同著者の文献は，発行年順に記載する．著者名，編者名は5名までは全員を記載，6名以上の場合は最初の5名を記載し，日本語文献では「…，他」，外国文献では「…，et al.」とする．同じ著者の同じ発行年の文献が複数ある場合は，発行日の古い順に年の後ろにa, b, c… と付けて並べる．

②文献リストの記載方法は，以下の通りとする．

ⅰ．雑誌の場合

　著者名(発行年)．表題．雑誌名，巻(号)，ページ．巻ごとに通しページになっている場合は，号は記載しなくてもよい．
　【例】佐々木美奈子，菅田勝也(2011)．インシデントから学ぶ組織学習を支える態度・行動測定尺度の開発．日本看護管理学会誌，15，29-38．

　Lucero, R.J., Lake, E.T., & Aiken, L.H. (2010)．Nursing care quality and adverse events in US hospitals. Journal of Clinical Nursing, 19, 2185-2195.

ⅱ．単行本の場合

　著者名(発行年)．書名(版数(初版は省略可))．発行地：出版社．
　著者名(発行年)．章題．編者名(編/Ed./Eds.)，書名(版数(初版は省略可))(章ページ)．発行地：出版社．
　【例】田尾雅夫，久保真人(1996)．バーンアウトの理論と実際─心理学的アプローチ．東京：誠信書房．

　Hammond, K. R., & Adelman, L. (1986)．Science, values, and human judgment. In H. R. Arkes & K. R. Hammond (Eds.), Judgement and decision making: An interdisciplinary reader (2nd ed.) (pp.127-143). Cambridge, England: Cambridge University.

ⅲ．翻訳書の場合

　原著者名(発行年)／翻訳者名(翻訳書の発行年)．翻訳書名(版数(初版は省略可))．発行地：出版社．
　原著者名(発行年)／翻訳者名(翻訳書の発行年)．章題．編者名(Ed./Eds.)，翻訳書名(版数(初版は省略可))(章ページ)．発行地：出版社．
　【例】Fagin, C. M. (2000)／竹花富子(2002)．フェイガン　リーダーシップ論．東京：日本看護協会出版会．

ⅳ．WEBページの場合

　掲載者(掲載年(不明の場合はn.d.))．Webページのタイトル．(アクセスした日付，URL)
　ただし，WEB掲載のデータは削除される可能性があるので，引用は極力避け，やむを得ず引用する場合は必ずコピーを保管すること．
　【例】厚生労働省(2013)．チーム医療の推進について(チーム医療の推進に関する検討会 報告書)．(2014年5月3日，https://www.mhlw.go.jp/shingi/2010/03/dl/s0319-9a.pdf)

2．投稿規程等がない場合（表示すべき事項を示す）

■和文文献表示の例

1．書籍
　著者名：書名，版次，発行所名，発行年，引用ページ数．
2．書籍掲載の論文
　執筆者名：標題．編者名：書名，版次，発行所名，発行年，掲載ページ数．
3．雑誌掲載の論文
　執筆者名：標題，雑誌名，巻・号，掲載ページ数，発行年．

(2024年1月時点)

索　引

図・表・資料

アルファベット

あ　行

●日本看護協会出版会
メールインフォメーション会員募集
新刊、オンライン研修などの最新情報や、好評書籍の
プレゼント情報をいち早くメールでお届けします。

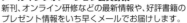

＊本テキストは第3版発行時に巻の統合・改題をしています。

看護管理学習テキスト 第3版　第1巻

ヘルスケアシステム論　2024年版
——ヘルスケアサービス提供のための制度・政策

2004年7月30日　第1版第1刷発行　　　　　　　　　　　＜検印省略＞
2010年4月1日　第1版（2010年度刷）第1刷発行
2011年4月1日　第2版第1刷発行
2018年4月1日　第2版（2018年度刷）第1刷発行
2019年4月30日　第3版第1刷発行
2024年4月1日　第3版（2024年版）第1刷発行

監　修　井部俊子（いべとしこ）

編　集　増野園惠（ましのそのえ）

発　行　株式会社 日本看護協会出版会

　　　　〒150-0001 東京都渋谷区神宮前 5-8-2　日本看護協会ビル4階
　　　　〈注文・問合せ／書店窓口〉TEL/0436-23-3271　FAX/0436-23-3272
　　　　〈編集〉TEL/03-5319-7171
　　　　https://www.jnapc.co.jp

装　丁　安藤剛史

本文デザイン　臼井新太郎

印　刷　スキルプリネット

©2024　Printed in Japan　ISBN978-4-8180-2761-9

看護管理を学ぶ方 におすすめの好評書籍！

看護管理学習テキスト 第3版

全5巻＋別巻／B5判　監修●井部俊子

> 毎年春に最新データや法令等に則して内容を更新しています！

第1巻　ヘルスケアシステム論
ヘルスケアサービス提供のための制度・政策
編集●増野園恵
定価2,860円（本体2,600円＋税10%）

第2巻　看護サービスの質管理
編集●秋山智弥
定価4,620円（本体4,200円＋税10%）

第3巻　人材管理論
編集●手島　恵
定価4,400円（本体4,000円＋税10%）

第4巻　組織管理論
編集●勝原裕美子
定価3,850円（本体3,500円＋税10%）

第5巻　経営資源管理論
編集●金井Pak雅子
定価3,960円（本体3,600円＋税10%）

別　巻　看護管理基本資料集
編集●増野園恵
定価4,730円（本体4,300円＋税10%）
■リンク集［カンリダス］(https://jnapcdc.com/kanridas/) もご活用ください。

「看護管理」実践Guide

> 看護管理のテーマごとに，基礎理論と実践のヒントをわかりやすく解説します！

テキスト3，4巻との併読をおすすめ

転機　新任看護部長の1年
著●佐々木菜名代
A5判　156頁　2023年6月発行
定価2,420円（本体2,200円＋税10%）
■大学病院の看護部長に応募し，選ばれた筆者がいかに役割開発を行ったのかを丹念に記述したノンフィクション！

テキスト3，4巻との併読をおすすめ

看護師長・主任が育つ
個人の成長がみえる12の実践事例
編著●佐藤エキ子・佐藤紀子
B5判　146頁　2023年3月発行
定価2,750円（本体2,500円＋税10%）
■看護師長・主任時代のエピソードを当事者が振り返る，事例検討におすすめの1冊！

テキスト3巻との併読をおすすめ

40代・50代から考える
キャリア後期に向けた**看護職人生の組み立て方**
編集●濱田安岐子
B5判　144頁　2023年1月刊
定価2,750円（本体2,500円＋税10%）
■キャリア後期のライフプランに基づいた資産・生活設計と多様な場で活躍する看護職の10事例を紹介。

テキスト1巻との併読をおすすめ

この国の医療のかたち 医療政策の動向と課題
2025年のヘルスケアシステム
著●尾形裕也
B5判　200頁　2022年7月刊
定価3,300円（本体3,000円＋税10%）
■中長期的な医療政策を考えるにあたって鍵となるテーマについて，最新のデータを基に解説します！

テキスト1，5巻との併読をおすすめ

看護管理者のための医療経営学　第3版
働き方改革と医療機関の健康経営
著●尾形裕也
B5判　180頁　2021年7月刊
定価2,970円（本体2,700円＋税10%）
■医療制度・施設経営に関する基礎知識を看護管理者向けに解説したコンパクトな入門書！

テキスト3，4，5巻との併読をおすすめ

学習課題とクイズで学ぶ
看護マネジメント入門　第2版
著●原　玲子
B5判　280頁　2020年8月刊
定価3,300円（本体3,000円＋税10%）
■看護マネジメントの実践に求められる16章のテーマを豊富なイラスト・図表で解説した入門書！

テキスト2，3，4巻との併読をおすすめ

看護師長・主任のための
成果のみえる病棟目標の立て方　第2版
著●原　玲子
B5判　232頁　2016年11月刊
定価2,750円（本体2,500円＋税10%）
■目標管理の要は「現状分析」と「目標設定」！　104のQ&Aでポイントがよくわかります！

テキスト2，3，4巻との併読をおすすめ

目標管理の実践・評価ワークブック　第2版
「あるべき姿」を実現する成果目標・指標のつくり方
著●原　玲子
B5判　192頁　2018年12月刊
定価2,640円（本体2,400円＋税10%）
■「現状分析」「目標設定」「評価方法」まで豊富な練習問題で学べます。『病棟目標の立て方』の応用編！

 日本看護協会出版会　〒112-0014　東京都文京区関口2-3-1
（営業部）TEL：03-5319-8018／FAX：03-5319-7213

［コールセンター　TEL.0436-23-3271
（ご注文）　FAX.0436-23-3272］
https://www.jnapc.co.jp

「看護管理」実践Guide